આજે સંપૂર્ણ વિશ્વ યોગમય થઈ રહ્યું છે. યોગ હોય કે પછી ભોગ. રોગ બન્નેમાં જ બાધક છે. આ બન્ને ક્રિયાઓને કરવી અને તેનો પૂર્ણ આનંદ લેવા માટે શરીરનું રોગમુક્ત અને સ્વસ્થ હોવું જરૂરી છે. આ પુસ્તક જુદી જુદી માંદગીઓ અને કેટલાક એવા વિષય જેનું યોગના પુસ્તકમાં ક્યાંય વિવરણ નહીં મળે એને સમજાવવાનો સફળ પ્રયાસ કરી રહ્યું છે. આ પુસ્તકમાં યોગને સમજાવવાનો પ્રયાસ તથા કઈ કઈ માંદગીમાં યોગનો કેવો પ્રભાવ પડે છે તેના ઉપર પણ પ્રકાશ પાડવામાં આવ્યો છે.

યોગથી... આરોગ્ય સુધી

યોગગુરુ સુનીલસિંહ

અનુવાદ
ડૉ. અંજુ સુરાણા

ડાયમંડ બુક્સ
www.diamondbook.in

પ્રકાશક	:	ડાયમંડ પૉકેટ બુક્સ પ્રા.લિ. X-30, ઓખલા ઇંડસ્ટ્રિયલ એરિયા, ફેઝ-II, નવી દિલ્હી-110020
ફોન	:	011- 40712200
ઇ-મેઇલ	:	wecare@diamondbooks.in
વેબસાઇટ	:	www.diamondbooks.in
સંસ્કરણ	:	2025
મુદ્રક	:	Repro (India)

Yog Se Aryogya Tak (Gujarati)
By : Yog Guru Sunil Singh

સંદર્ભ

'યોગથી આરોગ્ય સુધી' આ પુસ્તક મારા માટે ખૂબ જ મહત્ત્વનું અને અમૂલ્ય છે. જો હું મારી જીવનપૂંજી કહું તો એમાં મારા જીવનના અનુભવોને પાઠકોની સમક્ષ મૂકવાનો પ્રયાસ કર્યો છે કે કેવી રીતે વ્યક્તિ પોતાની દિનચર્યામાંથી થોડોક સમય યોગાભ્યાસના માટે કાઢીને આજીવન નીરોગી, સ્વસ્થ તથા આનંદમય લાંબું જીવન ભોગવી કરી શકે છે.

હું – સુનીલસિંહ સ્વયંને આજે પણ એક અભ્યાસીના રૂપમાં જોઉં છું. જેમ અંગ્રેજીમાં કહેવામાં આવે છે : 'નો-બડી ઇજ પરફેક્ટ, એવરીડે યૂ લર્ન ન્યૂ થિંગ્સ.' અર્થાત્ 'કોઈ પણ વ્યક્તિ પોતાના જીવનમાં પૂર્ણ નથી, તે નિત-પ્રતિદિન નવી વસ્તુઓ શીખે છે.' એ જ પ્રમાણે હું પોતાને પૂર્ણતયાઃ અભ્યસ્ત નથી માનતો. મેં યોગને વાસ્તવિક જીવનશૈલીના રૂપમાં લીધો છે અને આજીવન શૈલીના અનુભવોને વિભિન્ન માધ્યમોથી સમય-સમય ઉપર જનમાનસની સમક્ષ મૂકતો રહ્યો છું. જેનાથી વધારેમાં વધારે લોકો ખૂબ જ કઠિન માંદગીઓ તથા રોગોથી દૂર રહીને નીરોગી, સ્વસ્થ અને આનંદી જીવન વ્યતીત કરી શકે.

જોકે પુસ્તકમાં મેં યોગ, આસન, જાપાની તકનિક અને પ્રાણાયામ દ્વારા શરીરને સ્વસ્થ રાખવાની વિભિન્ન વિદ્યાઓનો સમાવેશ કર્યો છે, પરંતુ આ પુસ્તકને જનમાનસની સામે લાવવામાં પ્રત્યક્ષ તથા અપ્રત્યક્ષ રૂપથી માનનીય રમેશચંદ્ર ખંતવાલ, હરીશ શર્મા, અનિલ કૌલ, દીપક ગુપ્તા, ડેની સિંહ, યતિન્દ્ર શર્મા, મુકુલ કુમાર, સુમનપ્રસાદ, ઋતુરાજ, ભૂપેશ ગુપ્તા, ઉમેશ વર્મા, ગૌતમ અને શૈલેશ નેવટિયાનો પણ મુખ્ય સહયોગ રહ્યો છે.

કદાચ આ બધી વ્યક્તિઓના સહયોગ વગર હું મારા અનુભવોને આ પુસ્તકના માધ્યમથી તમારી સમક્ષ લાવવામાં અસમર્થ બનત. મારી સાથે સાથે તેમની મહેનત, કર્તવ્યનિષ્ઠા અને સહયોગ પણ આ પુસ્તકનું અભિન્ન અંગ છે.

– યોગગુરુ સુનીલસિંહ

ભૂમિકા

આપણું વૈદિક સાહિત્ય પરવિજ્ઞાનનો મુખ્ય સ્રોત છે. જોકે યોગ ઉપર સમયાંતરે ઘણાં પુસ્તકો લખાયાં છે અને બધાંનો મૂળભૂત ઉદ્દેશ્ય હતો ઉત્તમ સ્વાસ્થ્ય અને સ્વસ્થ સમાજ. યોગ શબ્દ સંસ્કૃતના પુંજ ધાતુથી બનેલો છે. જેનો અર્થ મેળવવું, જોડવું, સંયુક્ત કરવું અથવા ધ્યાન કેન્દ્રિત કરવું થાય છે. ગીતામાં ભગવાન શ્રીકૃષ્ણે કહ્યું છે, **'समंत्व योग उयतो'** અર્થાત્ 'સુખ-દુઃખમાં સમ રહેવું યોગ છે.' યોગથી ધર્મની રક્ષા, યોગથી જ વિદ્યા સંભવ છે. જ્ઞાન વગર મોક્ષ કપોલકલ્પના માત્ર જ છે.

આજે સંપૂર્ણ વિશ્વ યોગમય થઈ રહ્યું છે. યોગ હોય કે પછી ભોગ. રોગ બન્નેમાં બાધક જ છે. બન્ને ક્રિયાઓ કરવા અને તેનો સંપૂર્ણ આનંદ લેવાનાં માટે શરીરનું રોગમુક્ત અને સ્વસ્થ હોવું જરૂરી છે. અષ્ટાંગ યોગના એક અભ્યાસીના રૂપે મેં મારા જીવનના અનુભવના આધાર પર જનસાધારણની રુચિ અને ઉદ્દેશ્યનું સન્માન કરીને આ પુસ્તકમાં જુદી-જુદી માંદગીઓ અને કેટલાક એવા વિષય, જેનું અત્યાર સુધી યોગનાં પુસ્તકોમાં વિવરણ નથી આપવામાં આવ્યું તેને સમજાવવાનો પ્રયાસ કર્યો છે, મારા પૂજનીય ગુરુ સ્વામી ધીરેન્દ્ર બ્રહ્મચારીજીના અર્જીત જ્ઞાન માર્ગદર્શન તથા પરમપિતા પરમેશ્વરની કૃપાથી આ પુસ્તકમાં યોગને સમજાવવાનો પ્રયાસ તથા કઈ કઈ માંદગીઓમાં યોગનો કેવો પ્રભાવ પડે છે. તેના ઉપર પણ પ્રકાશ પાડ્યો છે.

પ્રસ્તુત પુસ્તકમાં લેખકનો ઉદ્દેશ્ય સર્વાંગીણ સ્વાસ્થ્યના માટે 'યોગનું અનુસરણ' કેવી રીતે કરી શકાય તે છે.

– યોગગુરુ સુનીલસિંહ

અનુક્રમ

યોગમાં પણ સાવધાની હટી દુર્ઘટના ઘટી...

યોગ ઉપર ચર્ચા ચાલવા સાથે સાહજિક રીતે યોગગુરુઓનાં નામ મગજમાં ઘૂમરાવા લાગે છે. યોગ અને યોગી ભારતીય સંસ્કૃતિનાં અભિન્ન અંગ છે. બેશક આજે સમગ્ર ભારત 'યોગમય' અને સંપૂર્ણ યોગમય બની રહ્યું છે, પરંતુ ત્યાં જ બીજી બાજુ આપણે મેડિકલ વિજ્ઞાન અને પ્રકૃતિના મહત્ત્વને નકારી નથી શકતા. કારણ કે મેડિકલ વિજ્ઞાન માનવ અને પ્રકૃતિના વચ્ચે સમન્વય સ્થાપિત કરવા માટે લગાતાર નવી નવી શોધો કરી રહ્યું છે અને નવા-નવા નિષ્કર્ષો ઉપર પહોંચી રહ્યું છે. ભારતીય યોગશાસ્ત્રોમાં નિહિત (સ્થાપિત) છે, કે યોગ એ વિદ્યા છે, જેનાથી મનુષ્યનો માનસિક અને શારીરિક વિકાસ થાય છે.

આજનું મેડિકલ વિજ્ઞાન રોગનું કારણ અલગ અલગ, કીટાણુઓને માને છે. બીજું મોટું કારણ આ આધુનિક યુગમાં માનસિક તાણ પણ છે. કારણ કે શરીરના અંદરનાં અંગોનું પૂર્ણ નિયંત્રણ નાડીતંત્ર દ્વારા મસ્તિષ્કથી થાય છે. જેમ કે તમારા હૃદયનું ધબકવું, પાચકરસોનું બનવું, ગ્રંથિઓનું રાસાયણિક કાર્ય કરવું, શ્વાસ-પ્રશ્વાસ યંત્રનું કાર્ય કરવું, ત્વચા તથા લોહી દ્વારા વગેરે માનસિક તાણના કારણે શરીરનાં આ બધાં કાર્ય આપણી સંપૂર્ણ શક્તિથી થઈ શકતાં નથી. પરિણામ સ્વરૂપ શરીરમાં વિકાર રહી જાય છે અને શરીર રોગી બની જાય છે.

આમ તો યોગગુરુ આ સત્યને આપણાથી વધુ સારી રીતે જાણતા હતા કે શરીર તો નશ્વર છે. શરીર માટીનું બનેલું છે અને માટીમાં જ ભળી જવાનું છે, પરંતુ ભલે એ યોગ હોય અથવા પછી ભોગ ! રોગ બન્નેમાં અવરોધક છે. ઉદાહરણ સ્વરૂપે, જો વ્યક્તિ પેટના દુખાવાના કારણે પીડાય છે, તો તેના માટે ૫૬ પ્રકારના ભોગ અને સ્વાદિષ્ટ ભોજન વ્યર્થ છે.

આજકાલ વિદેશીઓ અને સ્વદેશીઓના યોગમાં વધતા જતા રસને જોઈને વિભિન્ન પ્રકારના અન્ય યોગ પણ પ્રચલિત થઈ રહ્યા છે. જેમાં

'પ્રાણાયામ' વિશેષરૂપે 'અનુલોમ-વિલોમ' અને 'કપાલભાતી' લોકોને આકર્ષિત કરી રહ્યા છે.

ભારતીય સમાજના કોઈ પણ દર્શનમાં યોગના નવ યોગોનું વર્ણન કરવામાં આવ્યું છે. સહજયોગ, યંત્રયોગ, રાજયોગ, હઠયોગ, ધ્યાનયોગ, જ્ઞાનયોગ, ભક્તિયોગ, કર્મયોગ અને નૌધા ભક્તિ. યોગનો અભ્યાસી હોવાને કારણે હું એ જાણું છું કે, આ વિદ્યા હંમેશાં અભ્યાસથી સિદ્ધ થાય છે અને હું અત્યારે આટલો અભ્યસ્ત નથી કે વિશ્વાસપૂર્વક પોતાની જાતને સંપૂર્ણ 'યોગવિદ્' કહી શકું.

અહીંયાં હું કેટલાક યોગનાં વિઘ્નોના વિષયમાં પણ તમને અવગત કરાવવા માગું છું. યોગના અભ્યાસી જો આ વિષયો પર ધ્યાન આપશે તો યોગનો વધારે લાભ ઉઠાવી શકશે.

૧. અત્યાહાર :

એટલે અત્યાધિક ભોજન કરવું. જો સાધક મિતાહાર ન કરીને અત્યાહાર કરે છે, તો તેના ફળસ્વરૂપે નિદ્રા, તન્દ્રા, આળસ અને પ્રમાદથી ઘેરાઈ જાય છે. જે યોગસાધનામાં અવરોધક છે.

૨. અતિશ્રમ :

અતિશ્રમ એટલે પોતાની ક્ષમતા કરતાં વધુ પડતો શ્રમ કરવો. જ્યારે સાધક શક્તિથી વધારે ક્યારેય પણ શ્રમ કરે છે, તો તે રોગયુક્ત બની જાય છે.

૩. પ્રજલ્પ :

પ્રજલ્પનો આશય અહીંયાં વ્યર્થ વિવાદ લેવાનો છે. સાધકનું અસત્ય ભાષણ કરવું અથવા વ્યર્થ વિવાદમાં રહેવું જે કહેવાય છે પ્રજલ્પ.

૪. અતિનિયમગ્રહ :

એવા નિયમ જે આડમ્બરના પ્રતિ પ્રેરિત કરે તથા સાધનામાં રૂકાવટ ઉત્પન્ન કરે. ઉદાહરણ સ્વરૂપે શિયાળામાં શીતળ પાણી પીવું તથા ઠંડા પાણીથી નહાવું, અધિક અભ્યાસ કરવાં અને અતિ ઉપવાસ રાખવા વગેરે અતિનિયમગ્રહ કહેવામાં આવે છે.

૫. જનસંગ :

જનસંગનો મતલબ જનસંપર્ક કરવામાં આવ્યો છે. જ્યારે સાધક જનસંપર્ક

અથવા જનસમૂહની વચ્ચે અડધો સમય આપે છે, અથવા તેનાથી સંબંધ રાખે છે, જેના પરિણામ સ્વરૂપે રાગ, દ્વેષ ઉત્પન્ન થાય છે અને સાધક સાધના નથી કરી શકતો.

૬. ચંચળતા :

જ્યાં મન લીન થઈ જાય છે, ત્યાં પ્રાણ લીન થઈ જાય છે. જેનું મન ચંચળ રહે છે, તેની ઇન્દ્રિઓ તેના વશમાં નથી રહેતી. અતઃ ચંચળતા યોગસાધનામાં પરમ અવરોધક છે.

અષ્ટાંગ યોગમાં આસન અને પ્રાણાયામ માત્ર બે અંગ છે. આ વાતને સારી રીતે સમજી લેવી જોઈએ. આનું પોતાનું વિશિષ્ટ મહત્ત્વ છે, પરંતુ આ યોગનો પર્યાય નથી. આ યોગને સિદ્ધ કરવાની દિશામાં ક્રમબદ્ધ પગલાં અથવા યોગનું એક પાયદાન છે. જેનો સંબંધ ફક્ત શારીરિક શક્તિ કે જાગરણથી છે. વિજ્ઞાન સૃજનાત્મક અને વિનાશક આવિષ્કારો કરીને બૉંબ, પરમાણુ બોમ્બ અને જૈવિક બોમ્બ બનાવી રહ્યું છે, ત્યાં જ બીજી બાજુ રોગોને દૂર કરવાવાળી દવાઓ બનાવી રહ્યું છે, ખેતીમાં પેદાશ વધારવાના ઉપાયો શોધી રહ્યું છે. વિકલાંગને કામ આવવાવાળાં કૃત્રિમ અંગો બનાવી રહ્યું છે.

હિન્દુસ્તાની સમાજે અનેક ગુરુઓ આપ્યા છે. જેમાં આજના ગુરુ સ્વામી ધીરેન્દ્ર બ્રહ્મચારી અને આચાર્ય રજનીશનો ઉલ્લેખ કરવા ઇચ્છું છું. સ્વામી ધીરેન્દ્ર બ્રહ્મચારીએ યોગને વિજ્ઞાન માન્યું છે અને તેમણે જિંદગીભર પોતાને યોગનો સાધક જ માન્યો, ના કે યોગવિદ્દ. તેમનું કથન હતું કે યોગથી ધર્મની રક્ષા, મોક્ષ કપોળકલ્પના માત્ર જ છે. તેમણે તે યુગથી યોગના યોદ્ધા વગર કિંમતે બનાવ્યા જે આજે પણ યોગનો ઝંડો વિશ્વમાં ફરકાવી રહ્યા છે.

આજે જગ્યાએ-જગ્યાએ સાધક કપાલભાતી નૌલી ક્રિયા અને આસનોનો અભ્યાસ કરી રહ્યા છે. યોગના અભ્યાસ વખતે જો આપણે સાવધાની ન રાખીએ તો દુર્ઘટનાઓ થતી રહેશે. દા.ત. જો વ્યક્તિ હૃદયરોગી, હાઈબ્લડપ્રેશર, મિર્ગીનો હુમલો, હર્નિયા અથવા ગેસ્ટ્રિક અલ્સરથી પીડિત હોય તો તે કપાલભાતિનો અભ્યાસ કરશે તો તેની માંદગી વધી શકે છે. તે જ રીતે શીતલી કે શીતકારી પ્રાણાયામનો ઠંડા વાતાવરણમાં લો-બીપી, દમ તથા હૃદય રોગીઓ માટે તેનો અભ્યાસ વર્જિત છે. આ

જ પ્રમાણે જે લોકો હર્નિયા, અલ્સર, ગર્ભવતી સ્ત્રીઓ માટે ભુજંગાસન, ઉષ્ટ્રાસન, મત્સ્યાસનનો અભ્યાસ હાનિકારક છે.

આપણે આ વાતને સારી રીતે સમજી લેવી જોઈએ કે યોગ આપણા જીવનનું પર્યાય નહીં, પરંતુ એક અંગ છે. ક્યારેક મેડિકલ વિજ્ઞાનના ઔચિત્યને નકારી ન શકાય. કારણ કે મેડિકલ વિજ્ઞાન એ કેન્સર એડ્સ HIV પોઝિટીવ સર્જરી, પાર્કિંસન્સ, થેલેસિમિયા વગેરે માંદગી માટે અલગ-અલગ નવી શોધ કરી છે. હવે સમય આવી ગયો છે કે, આપણે યોગનું મહત્ત્વ જાણીને યોગમાં સાવધાની અને મેડિકલ સાયન્સનો આસરો લઈ આગળ વધીએ.

"યોગ એક નિત્ય-દરરોજ કરવાનો અભ્યાસ છે અને આનો અભ્યાસ કોઈ સમર્થ અને સુયોગ્ય ગુરુના નિર્દેશન અને માર્ગદર્શનમાં જ કરવો જોઈએ. કારણ કે આ વિદ્યા ફક્ત અને ફક્ત ઉચિત અભ્યાસ દ્વારા જ સિદ્ધ થાય છે." આ લેખના માધ્યમથી હું સમસ્ત જનમાનસને એ આગ્રહ કરીશ કે "યોગમાં પણ સાવધાની હટી દુર્ઘટના ઘટી"વાળી વાત ચરિતાર્થ થાય છે.

❑

'નેત્રજ્યોતિ જ જિંદગીની ધરી છે'

ઑફિસ અથવા ઘરમાં કામનો ભાર તો હોય જ છે. આખો દિવસ કમ્પ્યૂટર, ફાઈલો અને ટી.વી.થી માથાફોડી કરવાવાળાઓની આંખો ઉપર ધીરે ધીરે અને તંદુરસ્તી ઉપર પ્રતિકૂળ પ્રભાવ પડે છે. કારણ કે આધુનિક યુગમાં આપણું જીવન સંપૂર્ણપણે મશીનો ઉપર નિર્ધારિત છે. આપણું ખાન-પાન અને રહેણીકરણી તદ્દન અલગ જ પ્રકારની થઈ ગઈ છે. જેનાથી આપણું પ્રાકૃતિક સૌંદર્ય ખોરવાઈ રહ્યું છે અને સાથે-સાથે આપણા ભોજનમાં અનેક રાસાયણિક પદાર્થોના ઉપયોગથી સ્વાસ્થ્ય ઉપર કુપ્રભાવ પડી રહ્યો છે.

આંખો સૌંદર્યનું કેન્દ્રબિંદુ છે. આંખ જ સમગ્ર વિશ્વની સુંદરતાથી આપણને રૂ-બ-રૂ કરાવે છે. આંખોનું સ્વાસ્થ્ય વિશેષ રૂપથી ટી.વી., સિનેમા, મોડી રાત્રી સુધી જાગવું, પૂરતી ઊંઘ ન લેવી, દૂષિત વાતાવરણ, ધુમાડો અને દૂષિત ગૅસોના કારણે આપણી આંખોની રોશની અને સૌંદર્ય પર અસર થાય છે. આવો જાણીએ કે કેવી રીતે ઑફિસ ઘર અથવા બગીચામાં કોઈ પણ સમયે કોઈ પણ વયના વ્યક્તિ યોગની નેત્રશક્તિ વિકસાવીને પોતાની આંખોને સ્વસ્થ અને સુંદર રાખી શકે છે.

૧. નેત્રશક્તિવર્ધકની પ્રથમ ક્રિયા :

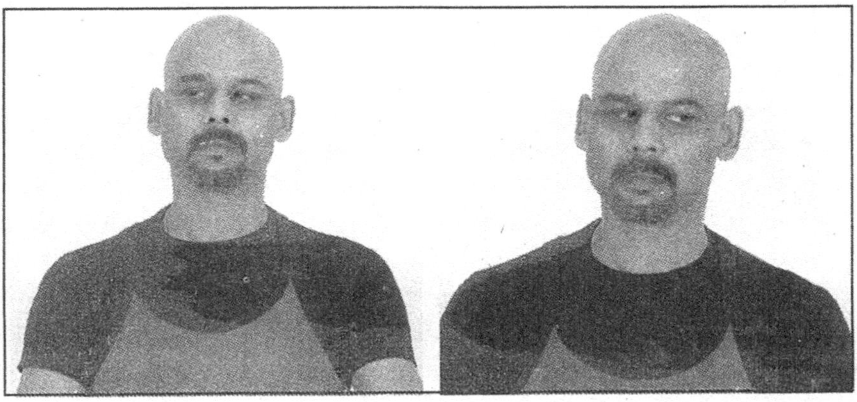

સુખાસન કે પછી પદ્માનસ અથવા તો ઑફિસમાં ખુરશી ઉપર આરામપૂર્વક બેસી જાઓ અને પછી ડોકને હલાવ્યા વગર પોતાની આંખોથી ૧૦ વખત જમણી બાજુએ જુઓ અને પછી ૧૦ વખત ડાબી બાજુએ જુઓ. ડોક હલાવ્યા વગર આ ક્રિયાનો અભ્યાસ કરવો.

૨. નેત્રશક્તિવર્ધક દ્વિતીય ક્રિયા :

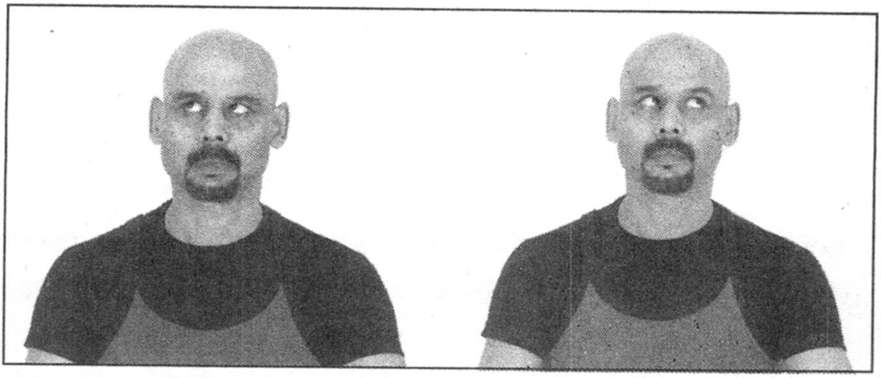

પ્રથમવાળી ક્રિયાની અવસ્થામાં પોતાની જાતને સ્થિર કરો. તેના પછી પોતાની આંખોને clock wise ફેરવો અને પછી ૧૦ વખત anti clock wise ફેરવો. પોતાના મગજમાં ઘડિયાળના સોયાઓને ધ્યાનમાં રાખીને તે જ પ્રમાણે આ ક્રિયાનો અભ્યાસ કરો.

૩. નેત્રશક્તિવર્ધક તૃતીય ક્રિયા :

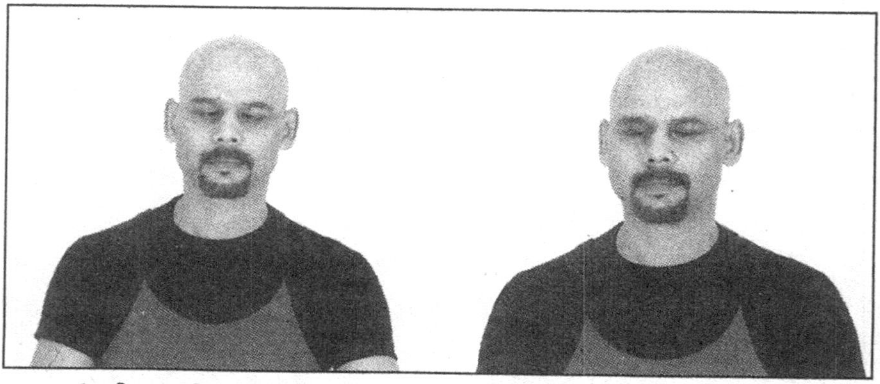

ઉપરોક્ત ક્રિયાની અવસ્થામાં પોતાને સ્થિત કરો. ત્યારબાદ પોતાની બન્ને આંખોને tip of the nose પર કેન્દ્રિત કરો. પાંપણોને પટપટાવ્યા વિના લગાતાર તમારી બન્ને આંખોને તમારી નાસિકાના ખૂણા પર એકાગ્ર

કરવાનો પ્રયાસ કરો. જો થોડાક સમય પછી આંખો થાકવા લાગે તો આંખોને બંધ કરીને થોડાક સમય બાદ આ ક્રિયાનો અભ્યાસ ફરી કરો.

૪. નેત્રશક્તિવર્ધક ચોથી ક્રિયા :

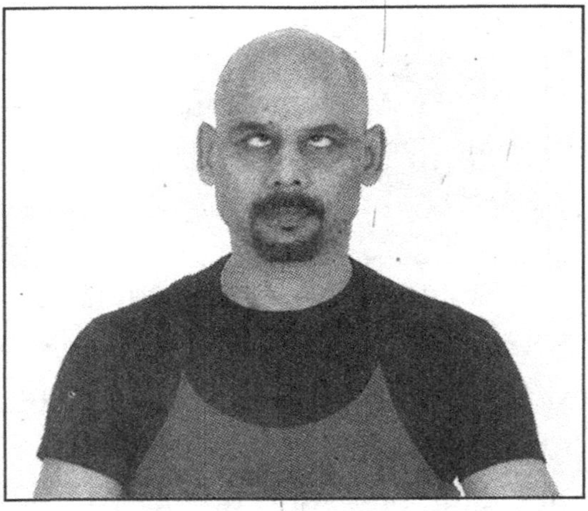

પ્રથમ ક્રિયાવાળી અવસ્થામાં પોતાને સ્થિર કરો. બન્ને આંખોથી પૂર્ણરૂપે આંતરિકબળ પ્રદાન કરીને કપાળ (અર્થાત્ બન્ને આંખોની વચ્ચે જ્યાં મહિલાઓ ચાંદલો લગાવે છે)માં પાંપણો હલાવ્યા વિના જોતાં રહો. જ્યારે થાક લાગે તો આંખોને બંધ કરો. થોડોક સમય આરામ કરો અને પછી બીજી વાર આ ક્રિયાનો અભ્યાસ કરો. એને 'શામ્ભવી મુદ્રા' પણ કહેવામાં આવે છે.

૫. નેત્રશક્તિવર્ધક પંચમ ક્રિયા :

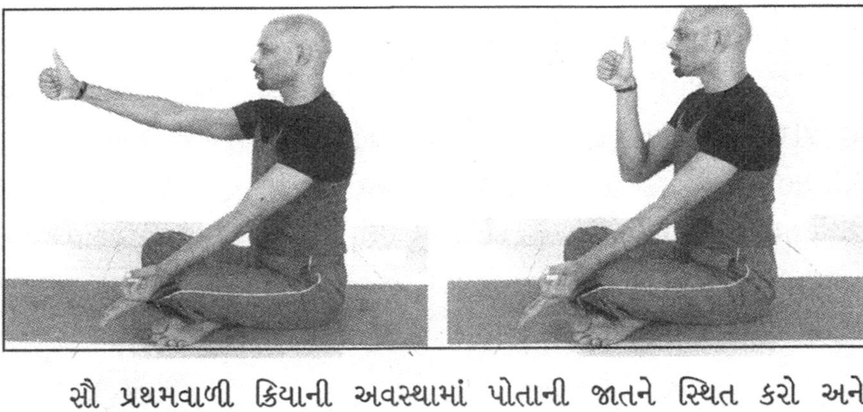

સૌ પ્રથમવાળી ક્રિયાની અવસ્થામાં પોતાની જાતને સ્થિત કરો અને તમારી આંખોની પાંપણોને જલ્દી જલ્દી બંધ કરો અને ખોલો. આ ક્રિયાનો ઓછામાં ઓછો ૫૦થી ૧૦૦ વખત અભ્યાસ કરો.

૬. નેત્રશક્તિવર્ધક છઠ્ઠી ક્રિયા :

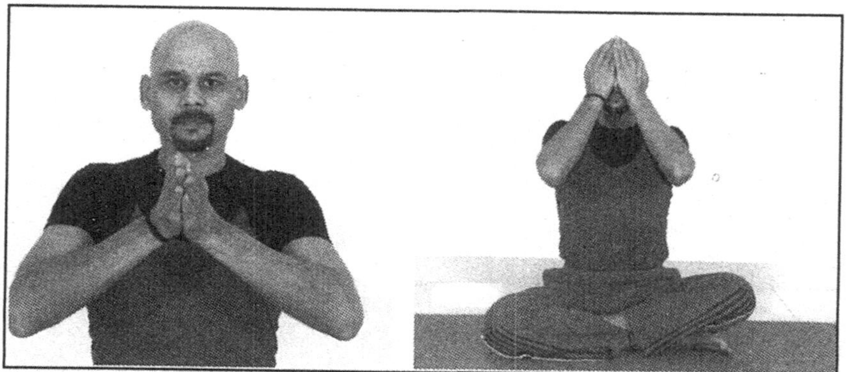

સૌપ્રથમવાળી ક્રિયાની અવસ્થામાં પોતાને સ્થિત કરો અને પછી તમારા જમણા હાથને સામેની બાજુએ લાવી અને અંગૂઠાને ઉપરની બાજુએ ખેંચીને બાકીની ચાર આંગળીઓને વાળી લો અને પછી તમારી નજરને અંગૂઠાના નખ ઉપર કેન્દ્રિત કરો અને પછી ધીમે ધીમે અંગૂઠાને તમારી આંખોની સામે લાવો. પછી ધીમે ધીમે અંગૂઠાને તમારી આંખોથી દૂર લઈ જાઓ, પરંતુ આ ક્રિયાનો અભ્યાસ કરતી વખતે તમારું સંપૂર્ણ ધ્યાન પોતાના અંગૂઠાના નખ ઉપર કેન્દ્રિત રહેશે. આનો પણ અભ્યાસ ઓછામાં ઓછા ૧૦ વખત કરો.

૭. નેત્રશક્તિવર્ધક સાતમી ક્રિયા :

સૌપ્રથમવાળી ક્રિયામાં પોતાને સ્થિત કરી લો. પછી તમારી બન્ને હથેલીઓનો પરસ્પર ઘર્ષણ કરો અને જ્યારે તે થોડીક ગરમ થઈ જાય, તો પછી વગર (દબાણ) ભાર નાંખી આંખો ઉપર ત્યાં સુધી રાખો, જ્યાં સુધી ઘર્ષણથી ઉદ્‌ભવિત ઊર્જા ધીમે ધીમે ઓછી ન થઈ જાય. આ ક્રિયાનો અભ્યાસ ૧૦ વખત કરો.

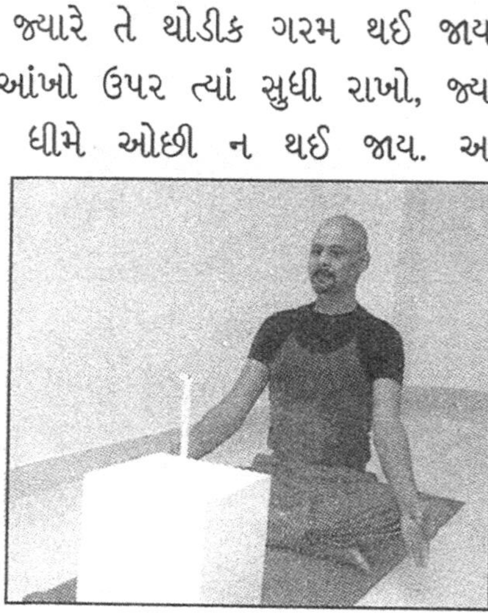

૮. નેત્રશક્તિવર્ધક આઠમી ક્રિયા :

સૌ પ્રથમવાળી ક્રિયામાં પોતાની જાતને સ્થિર કરી લો અને તમારાથી દોઢ ફૂટના અંતર પર આંખોની સામે એક દીવો પ્રગટાવો અને પછી બન્ને આંખોને ખોલીને ત્યાં સુધી તે જ્યોતિને

જુઓ, જ્યાં સુધી કે તમારી આંખોમાં આંસુ ન આવી જાય અને પછી ફરી થોડીક વાર આંખો બંધ કરી આ ક્રિયાનો અભ્યાસ કરો. આ ક્રિયાનો ઓછામાં ઓછા ૫ મિનિટ દરરોજ અભ્યાસ કરવો.

૯. નેત્રશક્તિવર્ધક નવમી ક્રિયા :

પ્રાતઃ કાળે સવારે નિત્ય પ્રતિદિન ઘાસ ઉપર ઉઘાડા પગે ફરવું. આનો અભ્યાસ પણ ઓછામાં ઓછા ૧૦ મિનિટ સુધી દરરોજ કરો.

૧૦. નેત્રશક્તિવર્ધક દશમી ક્રિયા :

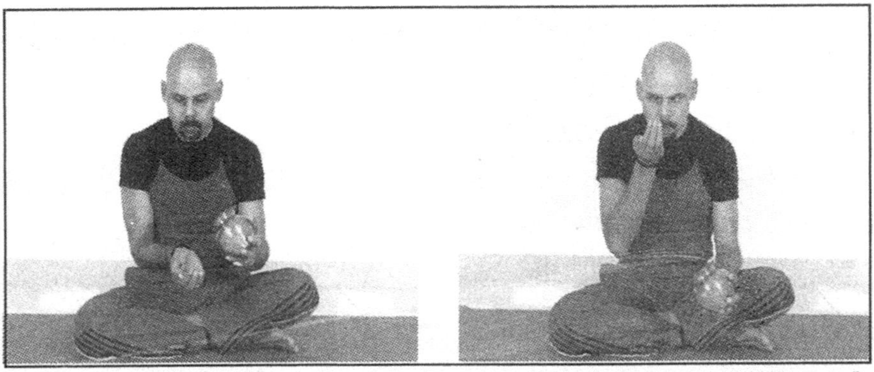

પ્રાતઃકાળે ઊઠીને જ્યારે આપણે હાથ-પગ ધોઈ રહ્યા હોઈએ ત્યારે હથેળીમાં પાણી ભરીને પોતાના મોઢામાં મૂકવું અને પછી પોતાની આંખો પર પાણીના છાંટા મારવા. મોઢામાં પાણી ભર્યું હોવાને કારણે આંખો બંધ નહીં થાય. જેનાથી છાંટા સીધા તમારી આંખો પર જ પડશે. આનો અભ્યાસ પણ ઓછામાં ઓછો ૧થી ૨ મિનિટ સુધી કરવો.

લાભ :

ઉપર જણાવેલી નેત્રશક્તિ વધારવાની ક્રિયાઓથી આપણી આંખોની માંસપેશીઓ અને તેમાં તાણ ઓછી થાય છે. આંખોનું ધૂંધળાપણું દૂર થાય છે, આપણી આંખોની eye ball માં સંતુલન જળવાય છે. આપણી આંખોની રોશની (જ્યોતિ) વધી જાય છે. આપણી આંખોની Accomodating અને Foccusing Power વધી જાય છે. લોકોનાં ચશ્માં ઊતરી જાય છે.

આંખોની આ ક્રિયાઓ સિવાય જો આપણે નિમ્ન બાબતોનું ધ્યાન રાખીએ તો આંખોની રોશની અને તેની સુંદરતાને પણ કાયમ રાખી શકાય છે.

૧. કમ્પ્યૂટર તથા ટી.વી.ને લગાતાર જોતા રહીને કામ ન કરો.
૨. સૂર્યનાં તીવ્ર કિરણો(પ્રકાશ)થી પોતાની આંખોને બચાવો.
૩. વધારે ક્રોધ, શોક તથા માનસિક તાણ ન રાખો.
૪. પૌષ્ટિક ભોજન, શાકભાજી, દૂધ-ફળ પૂર્ણ માત્રામાં લો.
૫. આંખોને રાત્રે પલાળેલા ત્રિફલાચૂર્ણના પાણીને ગાળીને સવારે આંખોને ધૂઓ.
૬. ચાલતી ટ્રેન અથવા ચાલતી બસમાં કે ઓછા પ્રકાશમાં ચોપડી ન વાંચવી.
૭. દરરોજ રાત્રે ઊંઘતાં પહેલાં તમારી બન્ને આંખોમાં ગુલાબજળનાં બે ટીપાં નાખો.
૮. આશાવાદી દષ્ટિકોણ રાખો.
૯. આંસુઓને પરાણે ન રોકી રાખો. આનાથી આંખોની માંસપેશીઓ ઉપર અસર થાય છે.
૧૦. સારાં સૌંદર્ય-પ્રસાધનનો ઉપયોગ કરો.

❑

યોગ અપનાવો અને સુંદર, તાજગીપૂર્ણ ખૂબસૂરત ચહેરો બનાવો

આજની તનાવગ્રસ્ત પરિસ્થિતિઓમાં આપણે સ્વાસ્થ્ય તથા સૌંદર્યને ટકાવી રાખવા માટે રોગોથી મુક્તિ મેળવવા માટે, કાર્યક્ષમતા વધારવા માટે, વ્યક્તિત્વ નિખારવા માટે, ચારિત્ર્યના વિકાસ અંગે તથા સકારાત્મક વિચારોને વધારવા માટે યોગને સ્વીકારવો સુરક્ષિત તથા વિશ્વસનીય માર્ગ છે.

આજે જ્યારે મહિલાઓ ઉપર ઘર અને બહારની બેવડી જવાબદારી આવી ગઈ છે, તો તેને શારીરિક અને માનસિક સંતુલનને જાળવી રાખવા માટે મનને શાંત તથા શક્તિશાળી બનાવવા માટે યોગનો અભ્યાસ જરૂરી બની ગયો છે. ચહેરો સ્ત્રીઓના શરીરનો ખૂબ જ મહત્ત્વપૂર્ણ ભાગ છે. જોકે સ્ત્રીઓ સૌંદર્યના પ્રતિ વધારે જાગૃત હોય છે. ઉંમર વધવાની સાથે સાથે ત્વચામાં રહેલ પ્રાકૃતિક ચીકાશ ઓછી થતી જાય છે. જેનાથી ત્વચામાં શુષ્કતા આવી જાય છે. માનસિક તાણ, ચિંતા, ફિકર, વધારે શારીરિક શ્રમ, આહારમાં પોષક તત્ત્વોની ઊણપ, અનિદ્રા (અપૂરતી ઊંઘ)ના કારણે તો કરચળીઓ પડી જાય છે. ક્યારે-ક્યારે વાયુમંડળમાં પ્રદૂષણ, લાંબી માંદગી ચહેરા પર સાબુનો અત્યાધિક પ્રયોગ અને અંધાધૂંધ ડાઈટીંગની બાબત ત્વચાને અસર કરે છે.

યોગની કેટલીક ક્રિયાઓ દ્વારા ચહેરા પર લાલીમા ભરાઈ આવે છે. તથા ધબ્બા, ઝાંખપ, કરચલીઓ તથા કાળાશને દૂર કરી શકાય છે.

૧. કપોલ (ગાલ) શક્તિ વધારવાની પ્રથમ ક્રિયા :

સુખાસન અથવા પછી પદ્માસનમાં બેસી જાઓ. બન્ને હાથની આંઠે આંગળીઓના આગળના ભાગને પરસ્પર ભેગી કરીને બન્ને અંગૂઠાથી મોઢાને કાગળાની ચોંચની જેમ બનાવીને મોઢા દ્વારા શ્વાસ ને સુર-સુરના અવાજથી અંદરની બાજુએ ખેંચો. પછી બન્ને અંગૂઠાથી નાકનાં છિદ્રોને બંધ કરી દો અને પોતાના ગાલોને ફુગ્ગાની જેમ ફુલાવી દો અને પોતાની ક્ષમતાનુસાર

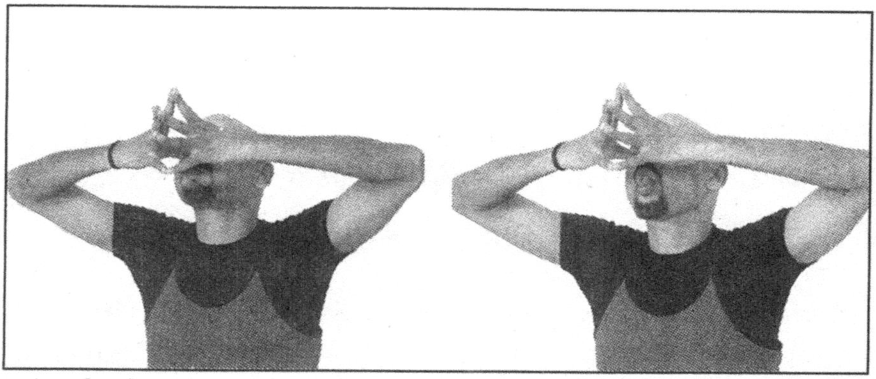

શ્વાસ રોકીને ધીમે ધીમે બન્ને નાકનાં છિદ્રો અંગૂઠાને ખસેડી ધીમે ધીમે નાક દ્વારા શ્વાસ કાઢી દો. આ ક્રિયાનું એક ચક્ર થયું. આનો અભ્યાસ ઓછામાં ઓછા ૨૦ વખત કરવો.

૨. કપોલ (ગાલ) શક્તિવર્ધક બીજી ક્રિયા :

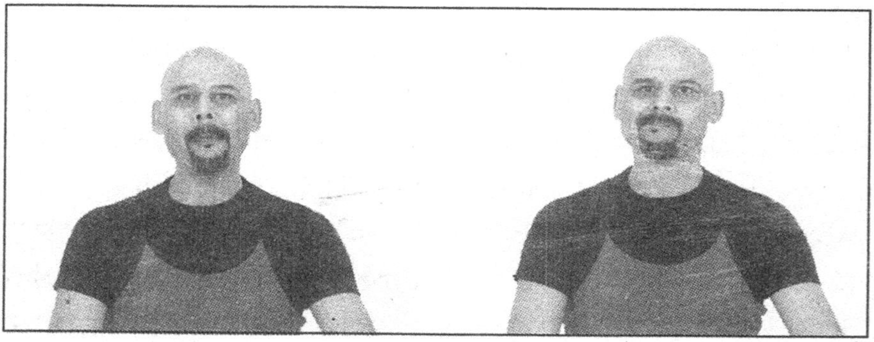

સુખાસન અથવા પદ્માસનમાં બેસી જાઓ. પછી તમારા મોઢાને આ પ્રમાણે ચલાવો જેમ કે ગાય અથવા ભેંસ ખાધા પછી વાગોળ્યા કરે છે. આ ક્રિયાને ઓછામાં ઓછી ૨ મિનિટ જરૂર કરવી.

૩. કપોલ શક્તિવર્ધકની ત્રીજી ક્રિયા :

ઉપર પ્રમાણેના આસનમાં બેસી જાઓ. પોતાના બન્ને હાથોની આંગળીઓથી પોતાના ગાલને લગાતાર થાબડતા રહો. આ ક્રિયાને એ જ રીતે કરતા રહો, જેવી રીતે આપણે પ્રેમથી કોઈને થપ્પડ મારી રહ્યા હોઈએ. આ ક્રિયાને દરરોજ ૫ મિનિટ અવશ્ય કરો. રાજુકમારી ડાયના પણ આ ક્રિયાનો અભ્યાસ રોજ કરતી હતી.

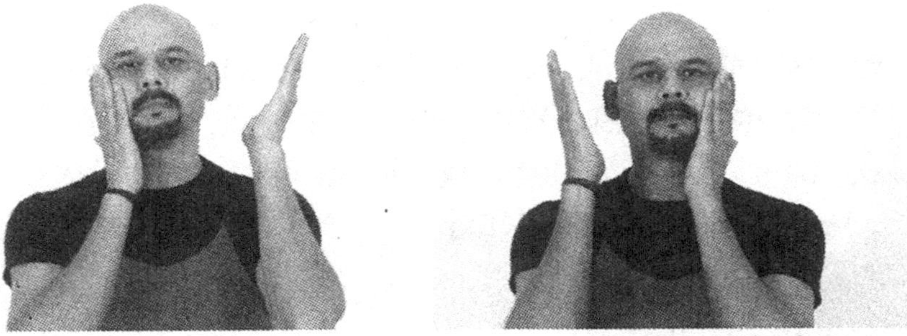

૪. કપોલ શક્તિવર્ધક ચોથી ક્રિયા :

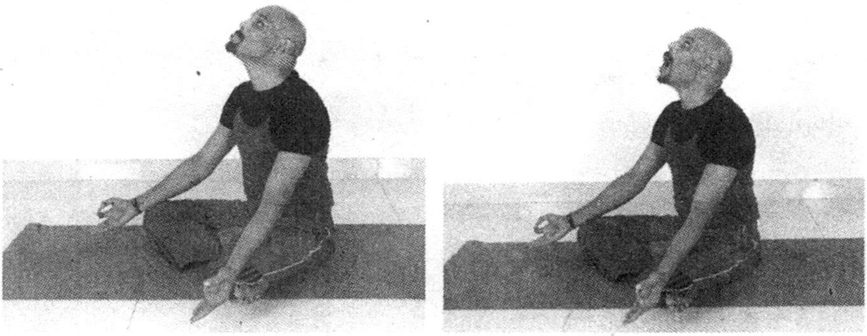

આ ક્રિયામાં આપણે આપણી ડોકને પાછળની તરફ વાળીને અને પછી આપણા નીચેવાળા હોંઠને ઉપરવાળા હોઠથી અડકવાનો પ્રયાસ કરીએ છીએ અને થોડીક વાર આ જ અવસ્થામાં રોકાઈને પછી ધીમે ધીમે પાછા સામાન્ય અવસ્થામાં આવી જઈએ છીએ. આ ક્રિયાનું એક ચક્કર થયું. ઓછામાં ઓછા ૧૦ વખત આ ક્રિયાનો અભ્યાસ કરીએ છીએ.

૫. પાંચમી મુદ્રા ઉદાન :

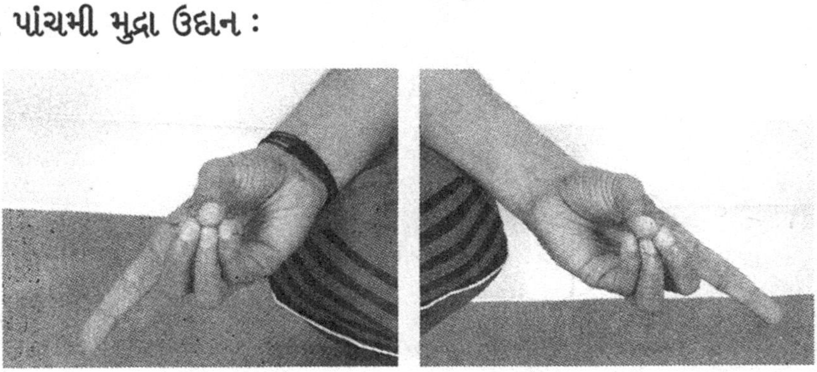

સુખાસન અથવા પદ્માસનમાં બેસી જઈએ છીએ. આપણા બન્ને હાથોની ત્રણ આંગળીઓ તર્જની, આંગળીને છોડીને, બાકીની આંગળીઓને અંગૂઠાના ટેરવાથી પરસ્પર જોડી દો. આ પ્રમાણે આ મુદ્રા ઉદાન કહેવામાં આવે છે. આનો અભ્યાસ ઓછામાં ઓછો ૫ મિનિટ સુધી દરરોજ કરવો.

૬. કપોલ શક્તિવર્ધક છઠ્ઠી ક્રિયા :

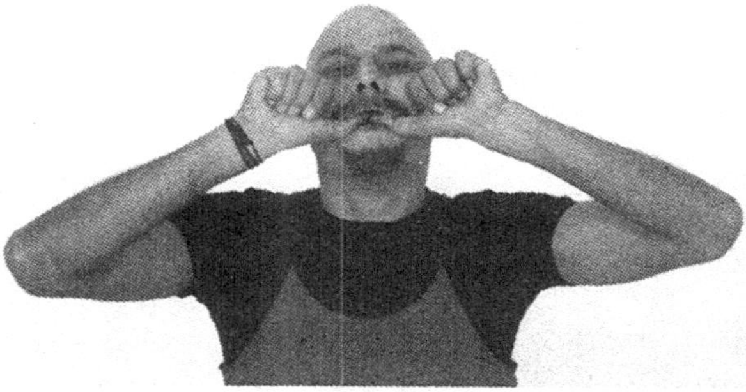

બન્ને અંગૂઠાને સંપૂર્ણપણે મોઢાની અંદર આ પ્રમાણે નાંખો કે તે ઉપરનાં જડબાં અને ઉપરી હોઠ જેવા લાગે. હોઠોને ફેલાવો જેનાથી માંસપેશીઓમાં ખેંચાણ અનુભવાય. હવે હોઠોને બંધ કરીને દબાવો. આ ક્રિયાનો અભ્યાસ ઓછામાં ઓછા ૫ વખત કરો.

૭. કપોલ શક્તિવર્ધક સાતમી ક્રિયા :

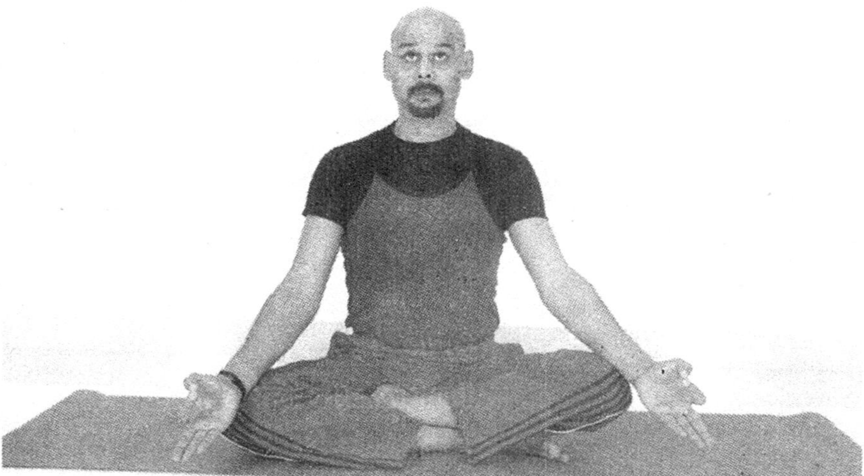

ભમરોને જેટલી થઈ શકે તેટલી ઉપર ચઢાવો અને આંખોને પહોળી કરો. થોડોક સમય આ રીતે જ રહો, પછી આરામદાય સ્થિતિમાં આવી જાઓ. આ ક્રિયાને ઓછામાં ઓછી ૫ વખત કરો.

૮. સિંહ આસનની આઠમી વિધિ :

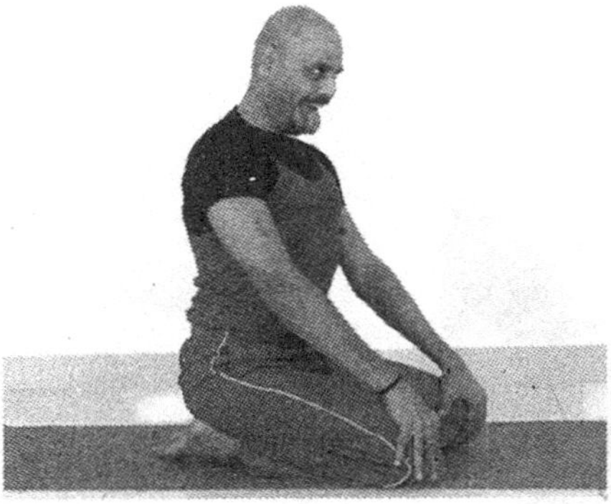

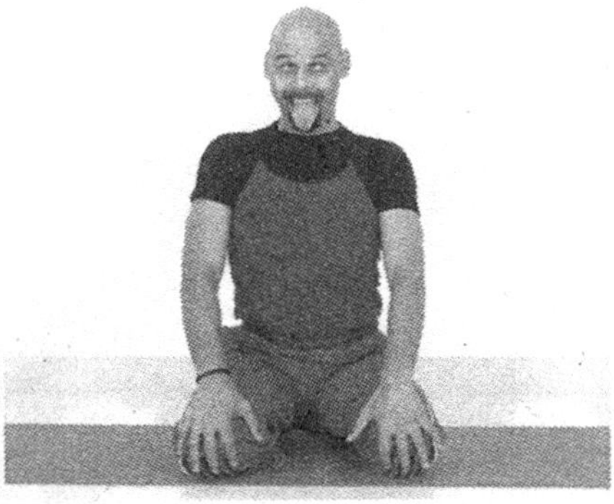

વજ્રાસનમાં બેસીને ઢીંચણને થોડાક ખોલીને રાખો. હાથોની આંગળીઓ જે વાઘના પંજા સમાન ખોલીને બન્ને ઢીંચણો ઉપર મૂકો. શ્વાસ અંદર ભરીને જીભને બહાર કાઢીને અને પછી શ્વાસ કાઢતા (છોડતા) વાઘની જેવી ગર્જના કરો. આ ક્રિયામાં મોઢું વધારેથી વધારે ખુલ્લું હોવું જોઈએ. (ગળા) ડોકની માંસપેશીઓમાં (તાણ) ખેંચાણ લાવો. આ આસનનો અભ્યાસ પણ ઓછામાં ઓછો ૩ વખત કરવો.

૯. શશાંકાસનની નવમી ક્રિયા :

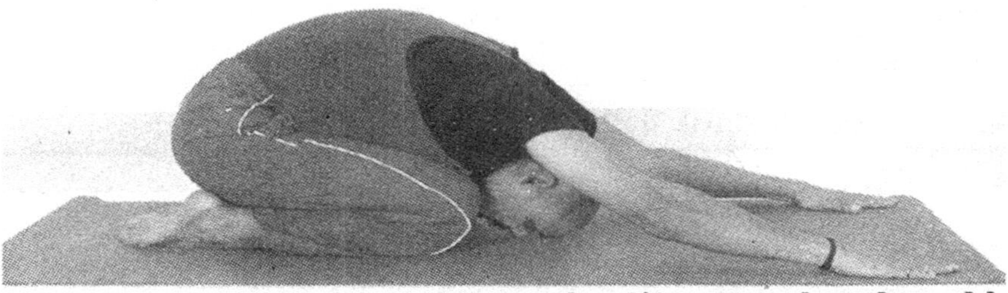

જમીન ઉપર વજ્રાસનમાં બેસી જાઓ. ઊંડા શ્વાસ લો અને હાથોને ભુજાની ઉપરની બાજુએ ખેંચો. હવે શ્વાસને છોડીને કમરથી વાંકા વળો. હથેળીઓને જમીન ઉપર મૂકો. માથાને પણ જમીન ઉપર ટેકવો. થોડોક સમય આ અવસ્થામાં રોકાઓ અને પછી ધીમે ધીમે પાછા આવો. આ આસનનો અભ્યાસ ઓછામાં ઓછો પાંચ વખત કરવો. (કમરના દુઃખાવા અને હૃદયરોગીએ આનો અભ્યાસ ન કરવો.)

૧૦. હાસ્યયોગ :

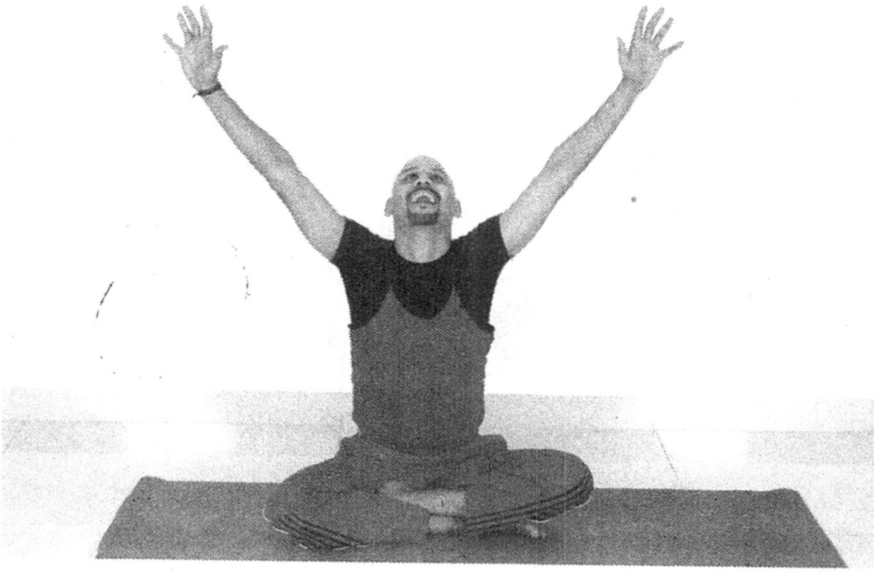

જ્યારે પણ સમય મળે ખૂબ જોરથી હસો (હાસ્ય કરો). ખિલખિલાવીને હસો, એટલું હાસ્ય કરો કે આંખોમાં અશ્રુ આવી જાય. કારણ કે હાસ્યના સમયે શરીરની બધી ૬૦૦ માંસપેશીઓની એક સાથે કસરત થાય છે. હાસ્યથી તમારી ઈમ્યૂન સિસ્ટમથી વધારે સારું થાય છે. અટ્ટહાસ્યથી ફેફસાંમાં વધારે ઑક્સિજન જાય છે. રક્ત શુદ્ધ થાય છે. ચહેરો ગુલાબની જેમ ખીલી જાય છે.

યોગની સાથે આહારની પદ્ધતિ પણ અપનાવો :

૧. કારેલાનું સેવન કરો, કારણ કે કારેલા રક્ત શોધક હોય છે. રક્તવિકાર દૂર કરે છે.

૨. ખાવામાં પ્રોટીન, ફણગાવેલી દાળો ખાઓ.

૩. ઓછામાં ઓછું ૧૫ ગ્લાસ પાણી રોજ પીવો.

૪. લીલાં શાકભાજી, તાજાં ફળ તથા વિટામિન 'સી'યુક્ત પદાર્થનું સેવન કરો.

૫. તાણ, ક્રોધ, ચિંતા, અનિંદ્રા અને ધૂપથી બચવું.

❑

આહાર

સંસારમાં દરેક જીવની સાથે માંદગીનો સંબંધ હોય છે, પરંતુ જીવ-જંતુ, પશુ-પક્ષી માંદાં પડે છે, મૃત્યુને પ્રાપ્ત કરે છે. ત્યાં જ બીજી બાજુ મનુષ્યને ઈશ્વરે ભાષા આપી છે. તે બુદ્ધિમાન અને વિવેકશીલ પ્રાણી છે. તે પોતાનાં દુ:ખો (કષ્ટો) વિશે જાણકારી આપી શકે છે અને રોગનાં લક્ષણોને આધારે પોતાની ચિકિત્સા અલગ અલગ (પેથિયો) પદ્ધતિઓમાં શોધે છે. ચિકિત્સાની પદ્ધતિઓથી મનુષ્ય સંતુષ્ટ નથી થઈ શકતો. આથી ચિકિત્સાના નવા નવા નુસખા અજમાવે છે.

દરેક જગ્યાની એક નિશ્ચિત જીવન-શૈલી અને આહાર-સંસ્કૃતિ હોય છે. જેમ કે તમિલનાડુ, બિહાર, ઊડીસા, ઉત્તર પ્રદેશ, હિમાચલમાં વગર ભાતે ભોજન અસંભવ છે. તો બીજી બાજુ પંજાબ, હરિયાણા અને પશ્ચિમી ઉત્તર પ્રદેશમાં વગર રોટલીએ જીવનની કલ્પના નથી કરી શકાતી. આહારનો આપણા જીવનમાં માનસિક, શારીરિક તથા ભાવનાત્મક તંદુરસ્તીનો સીધો સંબંધ છે. વાતાવરણના અનુસાર આહારનું સેવન જીવનનું આધારભૂત તત્ત્વ છે. સ્વાસ્થ્યની દૃષ્ટિથી આહાર ઉપર વિચાર કરવામાં આવ્યો છે કે, સ્વસ્થ (તંદુરસ્ત) વ્યક્તિનો આહાર કેવો હોવો જોઈએ. આના ઉપર ઘણી જ ઝીણવટપૂર્વક ચિંતન થયું, વાતાવરણના આધારે મીમાંસા થઈ કે શિયાળાના વાતાવરણનો આહાર એક પ્રકારનો હોય છે અને ઉનાળાના વાતાવરણનો આહાર ભિન્ન છે. વર્ષાઋતુમાં આહાર આ બન્નેથી જુદા પ્રકારનો હોય છે. આનાથી પણ બારીકીથી વિચાર કરવામાં આવ્યો કે આ તો (વર્ષા) વરસાદમાં આવવાવાળી ઋતુઓ છે. પ્રાત:કાળનો આહાર કેવો હોવો જોઈએ. મધ્યાહ્નનો આહાર કેવો હોવો જોઈએ. સંધ્યાનો આહાર કેવો હોવો જોઈએ. આ પ્રમાણે અનેક પ્રકારે આહાર ઉપર ચિંતન કરવામાં આવ્યું. આહારનો સંબંધ બ્રહ્મચર્યની સાથે પણ જોડવામાં આવ્યો. ઉનાળાની ઋતુ આવતાં જ શરીરમાં કેટલીય જાતની તકલીફો શરૂ થઈ જાય છે. ઉનાળામાં લાંબા ચમચમાતી ગરમીવાળા દિવસો સામે રક્ષણના હેતુથી પ્રકૃતિએ

કેટલીક અપ્રતિમ ભેટ આપી છે. જેનાથી આપણને ગરમીથી લડવામાં મદદ મળે છે. ખાવા-પીવાના સંબંધમાં આપણું શરીર ઋતુના હિસાબથી ત્રણ ચરણોમાં કામ કરે છે. આ ત્રણ ચરણ છે: સંગ્રહ, વિસ્તાર અને શાન્ત. સંગ્રહ એટલે જ્યારે શરીર અધિકાધિક માત્રામાં ભોજનને પચાવી લે છે. શિયાળામાં આપણા શરીરની પાચનક્ષમતા અન્ય ઋતુઓની તુલનામાં વધારે હોય છે. આ ઋતુમાં સામાન્ય રીતે વ્યક્તિ ભારે ખોરાક લે છે અને તેને પચાવી લે છે, પરંતુ જેમ જ શિયાળો પોતાના અંતિમ ચરણોમાં હોય છે અને ઉનાળો બારણું ખટખટાવે છે. અર્થાત્ વસંતની ઋતુમાં આ ક્ષમતા ઓછી થવા લાગે છે. વિસ્તાર એટલે જે ખાધું શરીર તેને વિસ્તારરૂપ આવે છે. ત્રીજું શાંત એટલ અંતિમ અવસ્થા. આવામાં પેય પદાર્થોનો ઉપયોગ વધારે કરવો જોઈએ.

ઉનાળામાં પેય પદાર્થો વધારે મદદરૂપ થાય છે. ભોજન અને પેયનું સાચું સંતુલન ગરમીથી લડવામાં મદદ કરે છે. સૌથી વધુ સારું પેય તો પાણી છે, તેમ છતાં પણ મિનરલ્સ અને ઇલેક્ટ્રોલાઈટ્સની પૂર્તિ કરવાવાળા ઓછી શુગર કેલરી સાથે તૈયાર પીણાં સ્વાસ્થ્યની દૃષ્ટિએ વધારે સારાં હોય છે. ઉનાળામાં મસાલેદાર ભોજન, ચૉકલેટ, અલ્કોહલ, ચા-કૉફી તેલ અથવા ઘીથી બનેલા ભોજનનો ત્યાગ કરવો જોઈએ. ઉનાળાની ઋતુમાં દરરોજ ઓછામાં ઓછાં ૧૫થી ૧૬ ગ્લાસ પાણી પીવું જોઈએ. લીંચી, તળબૂચ, કેરી, સંતરાં, છાશ, લીંબુ અને નાળિયેર પાણીનું સેવન ભરપૂર કરવું જોઈએ. સાથે સાથે ગુલાબ શરબત, જીરુ-હિંગ, લસ્સી, જાંબુ, કાકડીના સેવનથી શરીરની પ્રતિરોધક ક્ષમતા વધારવામાં મદદરૂપ થાય છે અને શરીરમાં પાણીનું સંતુલન બનાવી રાખે છે. યોગમાં આ લખવામાં આવ્યું છે કે જો આપણે પોતાની જાતને તંદુરસ્ત રાખવા માંગીએ છીએ, તો આપણે આહાર, નિદ્રા અને બ્રહ્મચર્યનું પાલન કરવું જોઈએ અર્થાત્ ઓછું ખાવું, ઋતુના પ્રમાણે ખાવું, પૂરતી ઊંઘ લેવી અને બ્રહ્મચર્ય અર્થાત્ આહાર-વિહાર સંયમિત કરવો.

ભારતીય યોગશાસ્ત્ર પ્રારંભથી અન્નને ઈશ્વરનું વરદાન ગણ્યું છે. અન્નનો અનાદર સર્વાધિક નિમ્ન કોટિનું કૃત્ય ગણવામાં આવ્યું છે. પ્રત્યેક ધર્મમાં શરીરના સંચાલન માટે ઉચિત આહારની પ્રાપ્તિ ઈશ્વરનો આભાર માનવાનું એક કારણ બતાવવામાં આવ્યું છે. કહેવામાં આવ્યું છે કે, ફક્ત

ભૂખ-પેટને શાંત કરવા માટે નહિ, પરંતુ આપણી સંવેદનાઓને સંતુષ્ટ કરવા માટે ખાઈએ છીએ.

ઉનાળાની ઋતુમાં આહારમાં સાવધાનીઓ :

૧. ફળ અને શાકભાજીને હંમેશાં ધોઈને ખાઓ.
૨. ખુલ્લામાં વેચાતા ખાદ્યપદાર્થોનું સેવન ન કરો.
૩. લીંબુ-પાણીને આપણી દિનચર્યામાં સામેલ કરો.
૪. આખા દિવસમાં પ્રત્યક્ષ કે અપ્રત્યક્ષ રૂપમાં એક ચમચીથી વધારે તેલ ન લો.
૫. ફળોનું સેવન વધારે કરો, જેનાથી ભોજનમાં ફાઈબરનો વધારો થાય.
૬. વાસી ભોજન કરવાનું ટાળો.
૭. અઠવાડિયામાં એક વખત ઉપવાસ કરો.
૮. મેંદો, ખાંડ, જૈમ કોલા વગેરેથી દૂર રહો.
૯. ભોજન વ્યાવહારિક રૂપે પ્રાકૃતિક હોવું જોઈએ.
૧૦. ભોજન ટૂંકા ગાળે કરો.

પૃથ્વી ઉપર વર્ષમાં કેટલીક વખત વાતાવરણીય પરિવર્તન થતાં રહે છે. જેનો પ્રભાવ સૃષ્ટિ અને એમાં રહેવાવાળાં પ્રાણીઓ પર પડે છે. આ પરિવર્તનોના અનુસાર મનુષ્યનો આહારવિહાર અને પહેરવેશ ઉપર પણ પ્રભાવ પડે છે.

શિયાળાની ઋતુમાં વાતાવરણમાં શુષ્કતા અને ઠંડક વધારે હોય છે. આમાં આપણી પાચનશક્તિ પ્રબળ થઈ જાય છે. જેનાથી શરીરમાં આવશ્યક તત્ત્વ વાયુ, પિત્ત, કફ અને રસ વગેરે ધાતુઓને યોગ્ય પોષણ મળે છે. શિયાળો આવે છે, તો કેટલીય જાતની બીમારીઓને પણ સાથે લાવે છે. શર્દી, જુકામ, ઉધરસ, તાવ આ ઋતુમાં સામાન્ય વાત છે, પરંતુ આપણે આપણા આહાર પર નિયંત્રણ રાખી આ બધા રોગોથી મુક્તિ મેળવી શકીએ છીએ.

આ ઋતુમાં કોલ્ડડ્રિંક, આઇસક્રીમ, મીઠાઈઓ, તળેલા પદાર્થ, દૂધથી બનેલ વસ્તુઓ, ચીઝ, મલાઈ, તૈલીય પદાર્થોનું સેવન ન કરવું. આ ઋતુમાં હળવું તથા ગરમ પદાર્થોનું સેવન કરવું. જેમ કે લવિંગ, એલચી, સુકાયેલું

આદું, લસણ, ડુંગળી, તજ, સ્પાઈસી, હર્બલ ટી અને ગરમ પીણાં સ્વાસ્થ્ય માટે સર્વોત્તમ હોય છે. સંતરાં, લીંબુ, ગાજર, દ્રાક્ષ, આમળાં ખાઓ. આ વસ્તુઓ વિટામિન બીથી ભરપૂર હોય છે. જે તમને કફ, ઉધરસથી બચાવે છે અને શરીરને ડ્રાય (Dry) થવાથી પણ રોકે છે. આ ઋતુમાં પ્રાતઃકાળે ૧૦ મિનિટ સુધી સૂર્યસ્નાન લેવાથી તમને વિટામિન ડી મળે છે અને એની સાથે સાથે જે લોકો વાથી પીડિત છે, તેમને વિશેષરૂપે લાભ પ્રાપ્ત થાય છે. નટ્સ અને આયલ સીડ જેમ કે અખરોટ બદામ, મગફળી, કાળા અને સફેદ તલ વગેરે પણ ખૂબ જ લાભપ્રદ હોય છે. ઊર્જાના સ્રોત હોવાના કારણે આ બધા આપણા શરીરના તાપમાનને ચોક્કસ રાખવામાં સહાય કરે છે.

આથી જો ઋતુને ધ્યાનમાં રાખીને આહારનું સેવન કરીએ તો આવો આહાર વધારે સુખદ હોય છે અને શરીરને સ્વાસ્થ્ય પ્રાપ્ત કરાવે છે. આધુનિક જીવનમાં પણ જો આપણે આપણા આહારને મૌસમના પ્રમાણે ગ્રહણ કરીએ છીએ તો આપણે 'શરીર રક્ષાને માટે આહાર લેવો જોઈએ' સૂત્ર પર આપણે મહોર મારી દઈએ છીએ.

❑

ઉપવાસ અથવા રોજા : ધર્મની સાથે નીરોગી રહેવા માટેનો વૈજ્ઞાનિક હેતુ પણ છે

શરીરનું સ્વસ્થ, સુંદર, પવિત્ર તથા નીરોગી હોવું અત્યંત આવશ્યક છે. જ્યારે દર્પણરૂપી શરીર સારું નહીં હોય તો પ્રતિબિંબ પણ સારું નહીં દેખાય. જ્યારે શરીર પાસેથી વધારે કામ લઈએ છીએ તો આપણને થાક, આળસ સતાવે છે અને ત્યારે આરામ કરવો ખૂબ જ જરૂરી બની જાય છે. આ જ પ્રમાણે જ્યારે આપણે આપણા પાચનતંત્રથી વધારે કામ લઈએ છીએ તો તેને પણ આરામ આપવાની આવશ્યકતા હોય છે. આવામાં પાચનતંત્રને આરામ આપવા માટે ઉપવાસ ખૂબ જ જરૂરી છે.

શરીરવૃદ્ધિ માટે ઉપવાસથી વધારે કોઈ વિધિ નથી. ઉપવાસમાં શરીરની શક્તિ આંતરિક શુદ્ધિમાં લાગી જાય છે અને પાચનતંત્રોને આરામ મળી જાય છે. ઉપવાસની ઉપયોગિતાને જોઈને આપણા ઋષિ-મુનિઓએ ઉપવાસને ધર્મનો ભાગ જ બનાવી દીધો, ક્યારેક પૂર્ણિમાનું વ્રત તો ક્યારેક અમાવસ્યાનું, ક્યારેક એકાદશી અને ક્યારેક અન્ય વ્રત. આ વ્રતોનો એક જ ઉદ્દેશ્ય છે, કે પાચનતંત્રોને આરામ આપવામાં આવે. એવી જ રીતે જેમ કોઈ પણ મશીનનું કાર્ય સક્ષમ બનાવવા માટે તેની ઉત્તમ દેખભાળની આવશ્યકતા હોય છે. સમય-સમય ઉપર તેલ-પાણી આપવું, ઘસાયેલા પાર્ટ્સને બદલવા વગેરે મશીનના મેન્ટેનેન્સના માટે આવશ્યક છે તે જ પ્રમાણે અમે ઉપવાસ દ્વારા આપણા શરીરરૂપી મશીનની દેખભાળ કરવામાં સફળતા પ્રાપ્ત કરી છે, પરંતુ પ્રત્યારોપિત અંગોની કાર્યક્ષમતા એટલી ઉત્કૃષ્ટ નથી હોતી કે જેટલી કાર્યક્ષમતા મૂળ અંગોની હોય છે. અમે આખોય દિવસ કામ કરીએ છીએ, પરંતુ રાત્રે જો ન ઊંઘી શકીએ તો આગલા દિવસે શરીર થાકેલું-થાકેલું લાગે છે. આ જ પ્રમાણે ખાતા રહેવાથી પાચનતંત્ર થાકી જાય છે અને આરામ ન મળવાના કારણે બગડી જાય છે.

પ્રાકૃતિક ઉપચાર અને યોગના આચાર્યોનો મત છે કે, બધા જ

શારીરિક રોગોનું મૂળ કારણ ઉદર છે. જે તમે ખાઓ છો, તે પહેલાં જઠરમાં પહોંચે છે. અહીંયાં ભોજનને પચાવવા માટે અમ્લીય ક્ષાર જે ખાધેલા ભોજનને ગળાવી દે છે. ગળ્યા પછી આંતરડા ભોજનથી પોષકીય તત્ત્વને શોષવાનું કામ કરે છે અને પોષક તત્ત્વોના સત્ત્વને યકૃતમાં પહોંચાવી દે છે. યકૃત એનાથી રક્ત નિર્માણ કરી આપણી જીવનધારાને પ્રવાહિત કરે છે.

અડધો ઉપવાસ ફક્ત એક વાર ખાઈને કરવામાં આવે છે. બપોરે એક વખત જમીને સાંજના ભોજનનો ત્યાગ કરી દેવો જોઈએ. જેનાથી રાત્રિ દરમ્યાન પાચનતંત્રને આરામ મળી જાય છે. આખા ઉપવાસના માટે આપણે તે દિવસે કોઈ પણ પ્રકારનું અન્ન ન ખાવું જોઈએ. અશક્તિ લાગે તો અડધા લીંબુનો રસ અને એક ચમચો મધ એક ગ્લાસ શુદ્ધ પાણીમાં ભેળવીને પીવું જોઈએ. આ પ્રકારનું મિશ્રણ દિવસમાં ત્રણ વખત સુધી લઈ શકીએ છીએ. યોગગુરુઓનું મંતવ્ય છે કે, મહિનામાં ઓછામાં ઓછા બે વખત પૂર્ણ ઉપવાસ રાખવા જોઈએ. ઉપવાસ તોડવામાં ઉપવાસ કરવાથી વધારે સાવચેતીઓ રાખવી જોઈએ. ઉપવાસના આગલા દિવસે સવારે હળવો નાસ્તો જ લેવો. એક દિવસના ઉપવાસથી આંતરડાંની ક્રિયા સુસ્ત થઈ જાય છે. જેના કારણે મળત્યાગ ક્રિયા પણ સુસ્ત થઈ જાય છે. થઈ શકે તો બપોરના ભોજનમાં ખીચડી, ફળોનો રસ વગેરે લેવું જોઈએ.

શરીરની નાની-મોટી માંદગીઓ ફક્ત ઉપવાસથી જ દૂર થઈ જાય છે. જેમ કે ઝીણો તાવ, માથાનો દુઃખાવો, પૈચિશ, પેટનો દુઃખાવો, ઉધરસ, સળેખમ, શરદી વગેરે. આપણી પ્રકૃતિના અનુસાર ગરમ અથવા ઠંડું પાણી લેવું. પેટ સાફ હોય તો રોગ આપોઆપ ભાગી જશે. જ્યારે પણ કબજિયાત થઈ જાય તો અડધો ઉપવાસ કરી લો. ઉપવાસ રામબાણ ઉપચાર છે. કારણ કે ઉપવાસથી શરીર પોતાના વિકાર જાતે જ કાઢી નાંખે છે. અહીંયાં 'ઇલાજથી સુરક્ષા મળી' આ કહેવત ચરિતાર્થ થાય છે.

❑

ચિંતન કરો, ચિંતા નહીં...

જ્યારે મનુષ્ય પોતાના જીવનમાં સમસ્યાઓનો સામનો કરતો હોય છે, ત્યારે બે વાતો બને છે. સંઘર્ષ અથવા પલાયન. શરીરની સ્વયં સંચાલિત ક્રિયાઓ આવી ઘટનાઓથી બચવા માટે શરીરને સંઘર્ષ અથવા પલાયન માટે વિશેષરૂપથી તૈયાર કરે છે. જેમ કે રક્તચાપનું વધવું, હૃદયગતિનું વધવું અને માંસપેશીઓમાં એક પ્રકારની તાણ આવવી. ક્યારેક ક્યારેક જીવનમાં તાણજન્ય પરિસ્થિતિ આવવી સ્વાભાવિક છે, પરંતુ જ્યારે આ પ્રકારની માનસિક તથા શારીરિક સ્થિતિ નિરંતર બની રહે છે, તો આપણા શરીરના મહત્ત્વપૂર્ણ અંગ કમજોર થઈ જાય છે.

વાર્ટન ટેમ્પિલે મનુષ્યની જિંદગી ઉપર ટીકા-ટિપ્પણી કરતાં કહ્યું, ''મનુષ્ય રડતો જન્મે છે. જીવે છે અને અન્તતઃ નિરાશ થઈને મરી જાય છે.'' યોગીઓના કહેવા અનુસાર જે લોકો વર્તમાનમાં જીવે છે, તે જ જીવનના સાચા સુખને ભોગવે છે. કારણ કે જે વહી ગયું, તે સમય સુખદ કે દુઃખદ કેમ ન રહ્યો હોય, તેની મહત્ત્વતા નથી રહેતી અને આવનારો સમય હંમેશાં ભવિષ્યના ગર્ભમાં જ હોય છે.

તાણથી બચવાના વ્યવહારિક ઉપાયો :

(૧) ના પાડતાં પણ શીખો : પરિસ્થિતિઓને જોતાં હા-નાનો નિર્ણય લો. એવું ન થાય કે લોકપ્રિય અને સારા બની રહેવા માટે આપણે દર સમયે હા કહેતા રહીએ. પોતાને બીજાની સાથે ન સરખાવો.

(૨) સમયનો સદુપયોગ કરતાં શીખો : જ્યારે આપણે એકી સાથે વધારે કામ કરતા હોઈએ તો આપણે પ્રથમ નક્કી કરવું જોઈએ કે, કેવાં, કયાં કામને પૂરાં કરવાનાં છે અને પછી સમયસીમા બાંધી લઈએ તો તે કામ વધારે સરળ થઈ જાય છે.

(૩) આનંદ-પ્રમોદ માટે સમય નિશ્ચિત કરો : (આનંદ-મનોરંજન) અઠવાડિયામાં એક વખત પોતાના મનમાં કોઈ પણ જાતનો ભાર રાખ્યા

વગર પોતાની ઇચ્છાનુસાર મનોરંજન કરો અને એ જ કાર્ય કરો જે તમને પસંદ હોય.

(૪) કામની હળહળાટી (ઉતાવળ)થી બચવું : કામની ઉતાવળગીરી અને હળહળાટીથી બચવું જોઈએ અને ક્રોધ ન કરવો.

(૫) ખરાબ ઘટના વરદાન છે : કોઈ ખરાબ ઘટનાને પ્રેરણાસ્રોત બનાવો. અર્થાત્ હકારાત્મક દૃષ્ટિકોણ અપનાવો. જેમ કે ગોસ્વામી તુલસીદાસે પોતાની પત્ની રત્નાવલીની નફરતને હકારાત્મક રૂપથી લીધી અને 'રામચરિતમાનસ' જેવા પ્રબંધ ગ્રંથની રચના કરી નાંખી.

(૬) પ્રકૃતિ અનુસાર જીવન જીવો : જીવવું તો બધા જ જાણે છે, પરંતુ વાસ્તવિક જીવન જીવવું તે શું છે? પ્રસિદ્ધ દાર્શનિક ગિજરાવલીએ કહ્યું, "જીવવું છે તો મહાપુરાણોથી, આપણી આજુબાજુના સજ્જન અને ઇમાનદાર લોકોથી શીખો. જીવવાનું શીખીને તમે તમારી કાયાકલ્પ કરી શકો છો."

(૭) ચિંતા છોડી આશાથી સંબંધ બાંધો : પોતાના વ્યક્તિગત ગુણોનો વિકાસ કરો. જીવનનું જ્ઞાન અને એકાંત ચિંતનશીલ થઈને આપણા અંદરની અવાજને હકારાત્મક રૂપથી સાંભળવાનો પ્રયાસ કરો.

(૮) ક્રોધનો પરિત્યાગ કરો : મેડિકલ સાયન્સના અનુસાર સ્ત્રી-પુરુષના જીવનમાં કોઈ પણ ભાવના આટલો દુષ્પ્રભાવ નથી નાંખતી, જેટલું કે ક્રોધનો આવેશ. આ માટે યથાસંભવ ક્રોધનો પરિત્યાગ કરવાનું શીખો.

યોગ દ્વારા શરીરની શક્તિ, સામર્થ્ય તથા ઉંમર વધારી શકાય છે અને યોગાભ્યાસ દ્વારા આપણે પ્રસન્નચિત્ત ઉત્સાહ અને ઉલ્લાસથી ભરેલું જીવન જીવી શકીએ છીએ. યોગ, શિઅત્સૂ, ધ્યાન તદ્દૈન પ્રાણાયામ, મુદ્રા અને આસનો દ્વારા આપણે આજીવન તાણમુક્ત જીવન જીવી શકીએ છીએ.

શિઅત્સૂ થેરેપી :

શિઅત્સૂ જાપાની શબ્દ છે. જેમાં 'શિ'નો અર્થ આંગળી અને 'અત્સૂ'નો અર્થ પ્રેશર અથવા દબાવ. આ થેરેપીમાં ઊર્જાનો ઝડપી પ્રયોગ હોય છે, જેને મેરિડિયન કહેવામાં આવે છે. તાણ દૂર કરવા માટે સૌ પ્રથમ આપણે પદ્માસન અથવા પછી સુખાસનમાં બેસી જઈએ છીએ અને પછી જમણા હાથથી ડાબા હાથની હથેળીની બરાબર મધ્યમાં આવેલા પોઈન્ટને

પાંચથી દસ સેકન્ડ ડાબા અંગૂઠાથી દબાવીએ છીએ અને પછી આ જ ક્રિયાને બીજા હાથથી પણ કરીએ છીએ. આને દિવસમાં ઓછામાં ઓછા બે વખત સવાર-સાંજ જરૂરથી કરો. આમાં જ બીજી ક્રિયામાં અંગૂઠા અને પહેલી આંગળીની વચ્ચે જે વૈબ છે તેને થોડીક વાર માટે મસાજ કરો. આમ બન્ને હાથોમાં કરો. તાણમાં આ પ્રયોગ ઔષધિનું કામ કરે છે.

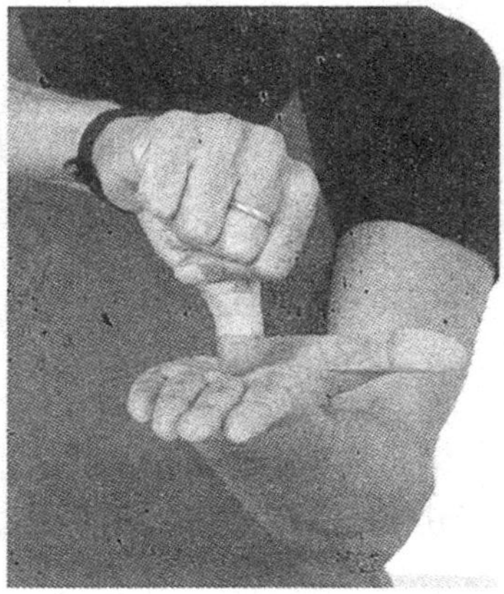

તાઁદેન સાધના યા અજગરી મુદ્રા :

'તાઁદેન' જાપાની ભાષાનો શબ્દ છે. જેનો અર્થ આપણા શ્વાસનો પ્રાથમિક સ્રોત 'નાભિ કેન્દ્ર' છે. આ ક્રિયાને યોગમાં અજગરી મુદ્રા પણ

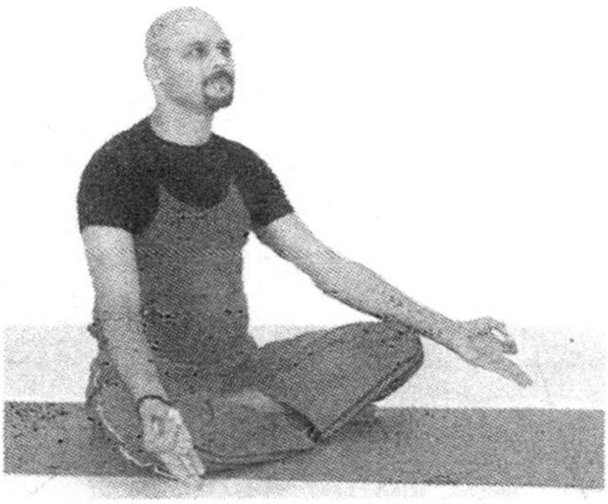

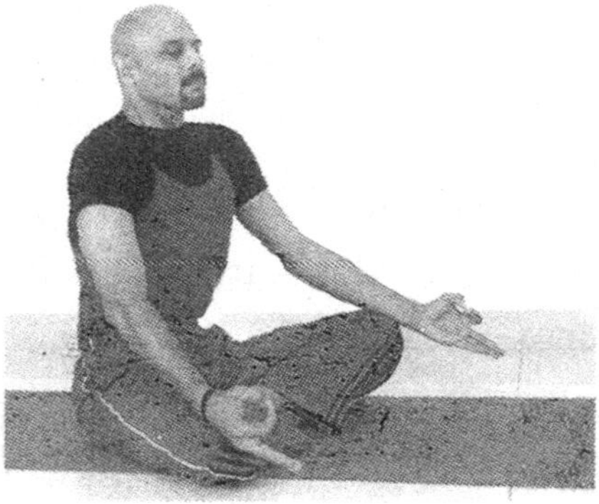

કહેવામાં આવે છે. આ સાધનામાં પદ્માસન અથવા સુખાસનમાં બેસી જાઓ અને પછી બન્ને નાકનાં છિદ્રોથી ધીમે ધીમે અંદર શ્વાસ ભરી પોતાના પેટને બાહરની બાજુ ફુગ્ગા અથવા ઘડાની આકૃતિની જેમ ફેલાવો. પછી પોતાની ક્ષમતાનુસાર આ અવસ્થામાં રોકાઓ. બન્ને હાથ ઢીંચણ ઉપર હશે અને પછી ધીમે ધીમે આપણે બન્ને નાકનાં છિદ્રોથી શ્વાસ કાઢીને પેટને અંદરની બાજુએ દબાવીશું. આ પ્રમાણે આ ક્રિયાનું એક ચક્ર હોય છે અને આછામાં ઓછા આ ક્રિયાને દસથી પંદર ચક્રોનું દરરોજ અભ્યાસ કરો. આ ક્રિયાથી આપણે ઈર્ષ્યા, અનિદ્રા, તાણ અને ક્રોધ ઉપર નિયંત્રણ કરી શકીએ છીએ.

વિશેષ :

આ ક્રિયાને કરતા સમયે તમારી કમર, ડોક બરાબર સીધી હોવી જોઈએ. આંખો બંધ અને તમારું સંપૂર્ણ ધ્યાન શ્વાસ ન લેવાથી લઈને છોડવા સુધી કેન્દ્રિત રહેશે. હૃદયરોગી ઉચ્ચ રક્તચાપના રોગી આ ક્રિયાનો અભ્યાસ કોઈ કુશળ યોગગુરુના સાન્નિધ્યમાં જ કરવો.

શશાંક આસન :

શશાંક અર્થાત્ સસલું આ આસનામાં બેસે છે. અથવા ઊંઘે છે. આ માટે શશાંકાસન કહેવામાં આવે છે.

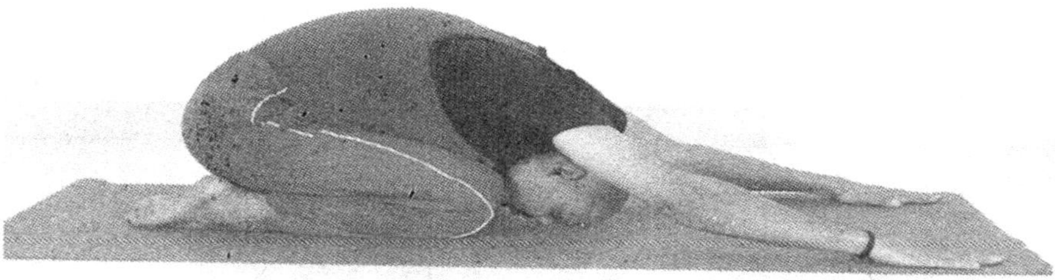

સૌ પ્રથમ જમીન ઉપર વજ્રાસનની અવસ્થામાં બેસી જાઓ અને પછી લાંબો ઊંડો શ્વાસ ભરો અને સાથે સાથે બન્ને હાથોને ઉપર ઉઠાવીને ઉપરની બાજુએ ખેંચો. ધ્યાન રાખો, હથેળીઓ ખૂલેલી અને સામેની બાજુએ હોવી જોઈએ. હવે શ્વાસ બહારની તરફ કાઢતાં કમર સુધીના ભાગને નીચે વાળીને તમારા બન્ને હાથની હથેળીઓને જમીન ઉપર ટેકવો. પછી માથાને જમીન ઉપર ટેકવો, આપણા શ્વાસની ઝડપ વળેલા રહેવા પર સામાન્ય હશે. આપણી શક્તિનુસાર અને સમયાનુસાર આ આસનમાં રોકાવું અને પછી ધીમે ધીમે હાથોને ઉપર લાવો. આ આસનનું એક ચક્ર થયું. આ આસનને પાંચ વખત જરૂર કરો.

લાભ :

આ આસનથી આપણું મન શાંત થાય છે. એકાગ્રતા, દઢ નિશ્ચય, ક્રોધ ઉર કાબૂ, માનસિક સંતુલન, બુદ્ધિનો વિકાસ અને દષ્ટિકોણ હકારાત્મક હોય છે. આનાથી દમ, હૃદયરોગ, ફેફસારોગ અને શ્વાસ સંબંધિત વિકારો દૂર થાય છે. આ આસન મેરૂદંડ માટે ખૂબ જ લાભદાયક હોય છે.

ચહેરાની લાલી, કાન્તિ અને તેજ વધે છે. સ્ત્રીઓના માટે આ આસન વિશેષરૂપથી લાભદાયક છે. શશાંકાસન આપણા શરીરના સંપૂર્ણ અંગોના થાકને દૂર કરે છે.

વિશેષ :

સ્લિપડિસ્ક, ગર્ભવતી સ્ત્રીઓ અને વાના રોગી યોગગુરુની સલાહ વગર આ આસનનો અભ્યાસ ન કરે.

ચન્દ્રભેદી પ્રાણાયામ :

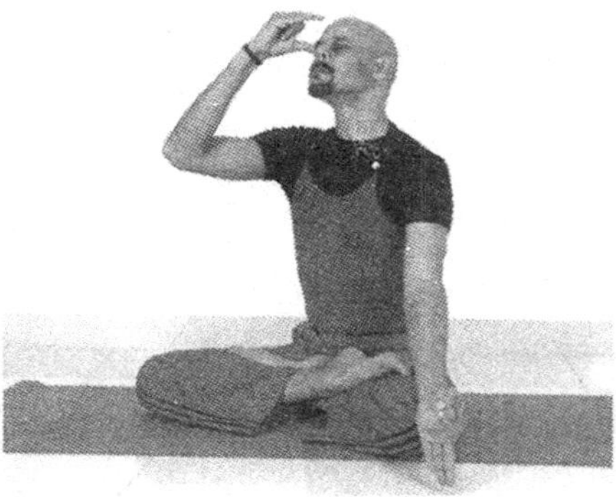

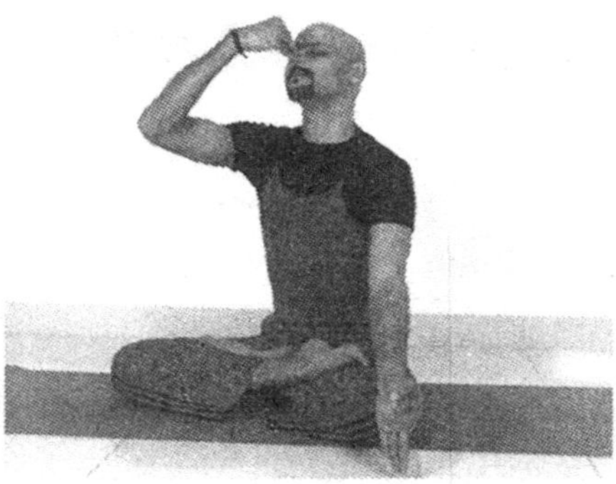

પદ્માસન અથવા સુખાસનમાં બેસી જાઓ. કમર, ડોક, રીઢની હડ્ડી (હાડકીને)ને સીધી રાખો. ડાબા હાથને જમણા ઢીંચણ ઉપર 'જ્ઞાનમુદ્રા'માં રાખો. જમણા હાથના અંગૂઠાથી નાસિકાના જમણા છિદ્રને દબાવીને બંધ કરો. હવે નાસિકાના ડાબા છિદ્રથી શ્વાસ લો અને પોતાની શક્તિ અનુસાર શ્વાસ રોકો અને હવે જમણા હાથથી ડાબી નાસિકાના છિદ્રને બંધ કરો અને જમણી નાસિકા છિદ્રથી શ્વાસને બહાર કાઢી દો. આ ચન્દ્રભેદી પ્રાણાયામનું એક ચક્ર છે. આનાં ઓછામાં ઓછાં દસ ચક્રનો અભ્યાસ કરવો.

લાભ :

આ પ્રાણાયામ માનસિક તાણ, ઉચ્ચ રક્ત-ચાપ, એસિડિટીમાં રામબાણનું કાર્ય કરે છે.

ધ્યાન વિધિ :

ધ્યાનનો ઉદ્ભવ સંસ્કૃત વ્યાકરણના ધ્યેય ધાતુથી થયો. જેનો અર્થ થાય છે ચિંતન, મનન તથા વિચાર કરવો.

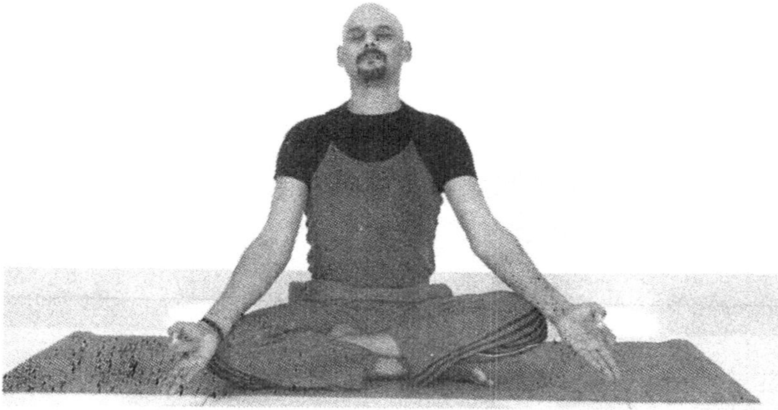

વિધિ :

ૐ મંત્ર ધ્યાનને કરવાના માટે પદ્માસન કે પછી સુખાસનમાં બેસી જાઓ. આંખો બંધ અને બન્ને હાથ જ્ઞાનમુદ્રામાં (તર્જની આંગળીનો અગ્ર ભાગ અંગૂઠાના અગ્ર ભાગને અડાડો) હોય છે. જ્ઞાનમુદ્રા કે પછી ઉપરોક્ત આપેલા ચિત્રના આધારે અર્થાત્ બન્ને હાથ નમસ્કારની મુદ્રામાં, આંખો ખૂલેલી. કમર, ડોક એકદમ સીધી હોવી જોઈએ. ચહેરા ઉપર શાંત ભાવ અને મન સ્થિર હોવું જોઈએ. શરીરની સમસ્ત માંસપેશીઓને ઢીલી મૂકી દો. શરીરમાં કોઈ પણ પ્રકારની હલન-ચલન ન કરો અને તેના પછી લાંબા-ઊંડા શ્વાસ ભરીને ૐનું ઉચ્ચારણ કરો. વગર રોકાયે ૐ મંત્રનું ઉચ્ચારણ કરતા જાઓ. આપણું સમગ્ર ધ્યાન ઉચ્ચારણ પર જ રાખો. આરંભમાં આનો અભ્યાસ ઓછામાં ઓછા ૫ મિનિટ અને પછી ધીમે ધીમે આ સમયને વધારીને ૨૦થી ૨૫ મિનિટ સુધી કરો.

લાભ તથા પ્રભાવ :

આ આસન ઉચ્ચ રક્તચાપ, તાણ, કબજિયાત, ગેસ, અજીર્ણ, માનસિક તાણ, હૃદયરોગ, ગાંડાપણ (પાગલપંન), એકલાપણું, ક્રોધને ઘટાડે છે. તોતડાપણું, હકલાવવું જેવા રોગ આ મંત્રના ઉચ્ચારણથી ધીમે ધીમે ઠીક થવા લાગે છે. આમાં ધ્યાનથી વિચારોને રોકીને મગજને પૂર્ણવિરામ આપવામાં આવે છે. આમાં સંસારથી નહીં, પરંતુ સ્વયંથી સાક્ષાત્કાર થાય છે. જ્ઞાનનો ઉદય થાય છે. ૐ મંત્રોની લયબદ્ધતા તમારા આલૌકિક આભામંડળને

વિકસિત કરવાનું છે. ૐ પરમ પિતા પરમેશ્વરનું સર્વોત્તમ નામ છે. આના ઉચ્ચારણથી આપણે બ્રહ્મા, વિષ્ણુ અને મહેશનું આહ્‌વાન કરીએ છીએ અને તેમના ગુણોને પોતાની અંદર ધારણ કરીએ છીએ. આપણે વર્તમાનમાં જીવવા લાગીએ છીએ.

વિશેષ :

જ્યારે ધીમે ધીમે આંખ ખોલીને આ ધ્યાનને કરવામાં અભ્યસ્ત થઈ જઈએ ત્યાર પછી આંખો બંધ કરી હાથોને જ્ઞાનમુદ્રામાં રાખીને આ મંત્રનો ઉચ્ચારણ કરી મનમાં ને મનમાં અનાહદ નાદ સાંભળવાનો પ્રયાસ કરો.

❑

યોગ અને પરહેજ: દમ નિવારણમાં સહાયક

જોકે પ્રત્યેક વ્યક્તિ ચિર યુવા બની રહીને કષ્ટો ભોગવ્યા વગર સંસારથી વિદાય લેવા ઇચ્છે છે, પરંતુ ખૂબ જ ઓછા લોકો આ મૂળમંત્ર જાણે છે કે, આખી ઉમર નીરોગી રહેવામાં સાત્ત્વિક આહાર, યોગાભ્યાસ, શ્રમયુક્ત તથા પૂર્ણરૂપથી શારીરિક વિશ્રામનો મહત્ત્વનો પૂર્ણ હાથ રહેલો છે. આધુનિક ઉપચાર પદ્ધતિ 'એલોપેથી'માં દમને અસાધ્ય રોગ ગણ્યો છે, પરંતુ યોગ અને પ્રાકૃતિક ઉપચાર દ્વારા આ રોગને દૂર કરી શકાય છે.

દમ એ અત્યંત દુ:ખદાયક શ્વાસરોગ છે. આને જ અસ્તમા પણ કહેવામાં આવે છે. કોઈ પણ કારણથી શ્વાસ લેવામાં અસુવિધા અને કષ્ટ થાય અને શ્વાસ લેવામાં તાકાત લગાવવી પડે અને શ્વાસ રૂંધાવા લાગે, સાથે ઉધરસનો હુમલો પણ થવા લાગે અને ખોં-ખોં કરીને કફ નીકળવા લાગે તથા થોડીક ઉધરસ રોકાઈ જાય તો આ અવસ્થાને કહેવાય છે દમનો રોગ. કહેવામાં આવે છે કે, દમ એ દમની સાથે જ જાય છે. દમ એ એક એવો રોગ છે, જે પ્રારંભમાં એટલે કે પોતાની જાતમાં અસાધ્ય નથી હોતો, પરંતુ લાંબા સમય સુધી ઉચિત ઉપચાર ન થવાથી અને ખાન-પાન તથા રહેણીકરણીમાં ચરી ન પાળવાથી ફેફસાં ખરાબ થઈ જાય છે. દમ એ એક આનુવંશિક રોગ છે. વંશ પરંપરામાં પહેલા જો કોઈ એક પણ વ્યક્તિને આ રોગ થયો હોય તો આવવાવાળી પેઢીઓમાં પણ આ રોગ થઈ શકે છે. આ રોગ સ્ત્રી-પુરુષ કોઈને પણ થઈ શકે છે.

આ રોગ પુરુષોમાં વધારે જોવા મળે છે. શિયાળાની ઋતુમાં ઝાકળ અથવા અધિક ઠંડીના સમયે ધુમ્મસ થઈ જવાના પછી દમના રોગીને ખાસ કરીને હુમલા પડવાની (આવવાની) શક્યતાઓ રહે છે. કેટલીક વખતે ગળાનો સોજો, ઉધરસ, બ્રોંકાઈટિસ, આસપાસની હવામાં ધૂળ-રજકણો તથા ધુમાડો દમનાં કારણો બની જાય છે. માનસિક કારણ પણ દમના હુમલાનું

કારણ બને છે. જેમ કે માનસિક દુર્બળતા, જ્ઞાનતંતુનું નબળું હોવું, દુઃખદ પ્રસંગ વગેરેના કારણે પણ દમનો હુમલો થાય છે. દમ થવાનાં મુખ્ય છ કારણો મળે છે :

૧. દૂષિત વાતાવરણ
૨. એલર્જી
૩. વંશાનુગત
૪. માનસિક કારણ
૫. ફેફસાંની નબળાઈ
૬. સંક્રમણ

દમના રોગીઓને શ્વાસ લેવામાં એટલી મુશ્કેલી નથી થતી, જેટલી કે તેને શ્વાસ બહાર કાઢવામાં થાય છે. ઠંડી ઋતુમાં અને પ્રાતઃકાળે ઠંડી હવાના કારણે દમનો હુમલો અધિક થાય છે. જોકે દમને પૂર્ણ રૂપથી દૂર કરવાવાળી કોઈ પણ દવા આજ સુધી શોધી શકાઈ નથી, પરંતુ આવી દવાઓ છે જેના દ્વારા આના ઉપર કાબૂ મેળવી શકાય છે. એટલે કે આ સ્થિતિમાં રોગ દબાયેલો રહે છે અને ધ્યાનની ક્રિયા સાથે સાથે ચાલે છે. યોગમાં દમના દર્દીઓ માટે લાભજન્ય આસનોમાં (૧) ઉષ્ટ્રાસન (૨) ગોમુખાસન (૩) સુપ્ત વજ્રાસન (૪) સૂર્યનમસ્કાર અને પ્રાણાયમોમાં (૧) કપાલભાતિ (૨) સૂર્યભેદી પ્રાણાયામ લાભદાયક છે.

(૧) ગોમુખાસનની વિધિ :

આ આસનમાં આપણા શરીરની આકૃતિ ગાયના મોઢાની જેમ થઈ જાય છે. આ માટે આપણા યોગીઓએ આ આસનનું નામ ગોમુખાસન રાખ્યું છે.

વિધિ :

જમીન ઉપર બેસી જાઓ. તેના પછી ડાબા પગને વાળીને એડીને નિતંબની પાસે લઈ જાઓ અને જમણા નિતંબની એડી ઉપર ટેકવી (ટેકાઈ)ને બેસી જાઓ. આ જ પ્રમાણે જમણા પગને વાળીને એડીને ડાબા નિતંબની પાસે લઈ જાઓ. આપણા ઢીંચણની સ્થિતિ એવી હોવી જોઈએ કે બન્ને ઢીંચણો એકબીજાની ઉપર આવી જાય. હવે ડાબા હાથને પાછળથી વાળીને હથેળીને બહારની બાજુએ રાખીને ઉપરની બાજુએ લઈ જાઓ. જમણા

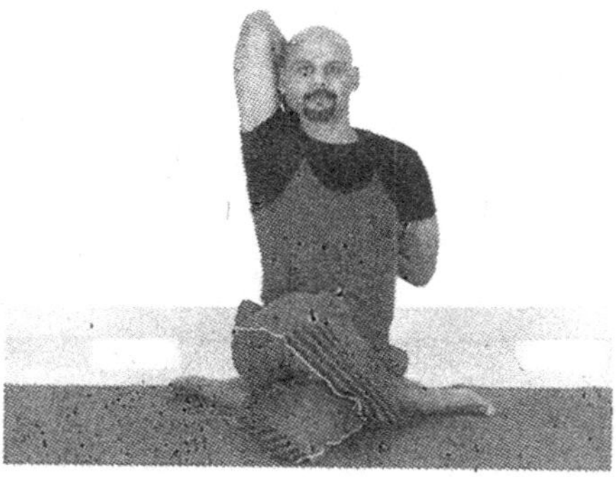 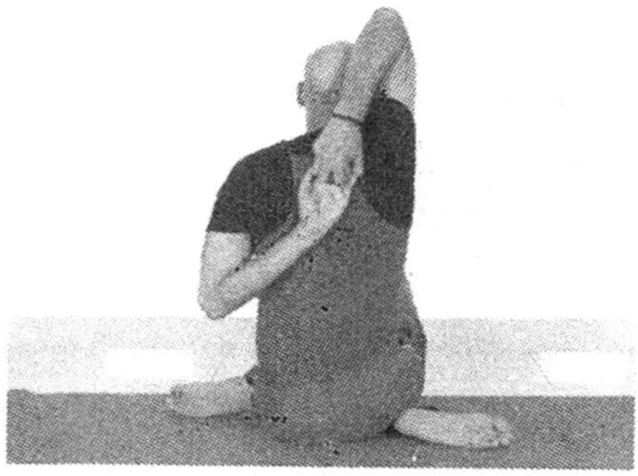

હાથને ઉપરથી વાળો અને કોણીને સીધી રાખીને બન્ને હાથોની આંગળીઓને એકબીજાથી પકડી લો. થોડીક વાર આ જ સ્થિતિમાં રહો. ધ્યાન રાખો કે કમર, ડોક અને માથું એકદમ સીધું હોવું જોઈએ. નજર સામેની બાજુએ હોવી જોઈએ. શ્વાસની ગતિ સામાન્ય. થોડીક વાર પછી આપણી ક્ષમતાનુસાર રહ્યા પછી આ જ પ્રમાણે બીજા પગને વાળીને અને હાથોની સ્થિતિ બદલીને આનો અભ્યાસ કરો. આ આસનનો બન્ને બાજુએથી ઓછામાં ઓછા ૩-૩ વખત અભ્યાસ કરો.

લાભ :

આ આસન દમ તથા ક્ષયરોગીના માટે રામબાણનું કામ કરે છે. આના અભ્યાસથી ધાતુની નબળાઈ, મધુપ્રમેહ, પ્રમેહ અને બહુમૂત્ર વગેરે રોગો દૂર થઈ જાય છે. જ્યારે આપણે આ આસનમાં એક તરફનો હાથ ઉઠાવીએ છીએ તો એક તરફના ફેફસાનો શ્વાસ અવરુદ્ધ થાય છે અને બીજું ફેફસું તીવ્ર ગતિથી ચાલે છે. જેનાથી આપણાં ફેફસાંની સફાઈ તથા લોહીનું સંચાર (ભ્રમણ) વધી જાય છે. આપણાં ફેફસાંનાં ૧ કરોડ છિદ્રોમાં રક્તભ્રમણ સુચારૂરૂપે થાય છે. આ આસન સ્ત્રીઓની માસિક ધર્મથી જોડાયેલી તકલીફો અને લ્યૂકોમિયાની સમસ્યાઓને દૂર કરે છે. સ્ત્રીઓના વક્ષસ્થળને સુડોલ બનાવે છે. છાતી પહોળી થાય છે. પીઠ, ડોક, હાથ અને પગ મજબૂત થાય છે.

સાવધાનીઓ :

વાના દર્દીઓએ આ આસન વ્રજ્ય છે.

(૨) સૂર્યભેદી પ્રાણાયામની વિધિ :

આસન ઉપર પદ્માસનની મુદ્રામાં બેસી જાઓ. આંખો બંધ કરો. ડાબા હાથથી જમણા ઢીંચણને પકડો. જમણા હાથની અનામિકાથી નાસિકાના ડાબા છિદ્રને દબાવીને બંધ કરો. નાસિકાના જમણા છિદ્રથી અવાજ કરીને જોરથી શ્વાસ અંદર લો અને તમારી શક્તિનુસાર શ્વાસ રોકવાનો પ્રયાસ

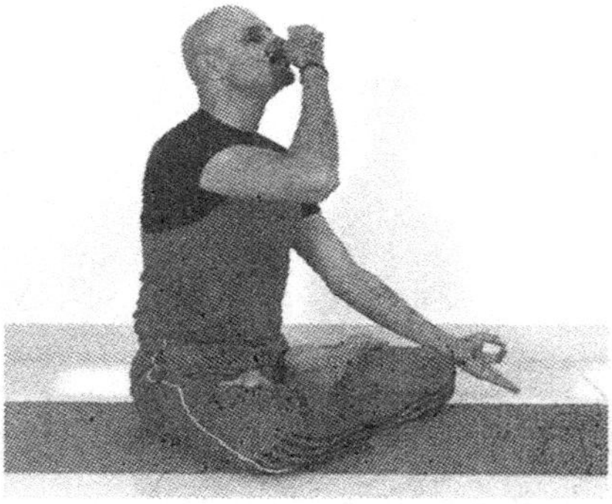

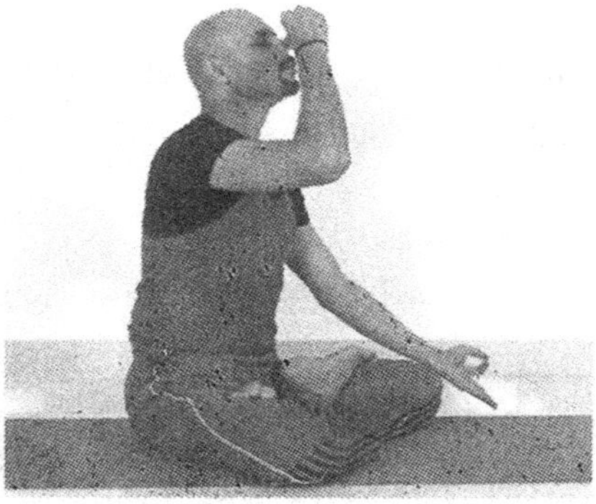

કરો. પછી જમણી નાસિકાના છિદ્રને બંધ કરીને ડાબી નાસિકાના છિદ્રથી શ્વાસને કાઢો. આરંભમાં આ ઓછામાં ઓછા પંદર વખત કરો.

લાભ :

આ પ્રાણાયામથી કફનો નાશ થાય છે. દમમાં આ ખૂબ જ લાભદાયક છે. આ શરીરની ગરમીને વધારે છે. પાચનશક્તિને વધારે છે. આ યૌવનવર્ધક પ્રાણાયામ છે.

(૩) સુપ્તવજ્રાસન વિધિ :

ઢીંચણના ભાર ઉપર બેસી જાઓ. હવે બંને પગના નિતંબને બહાર

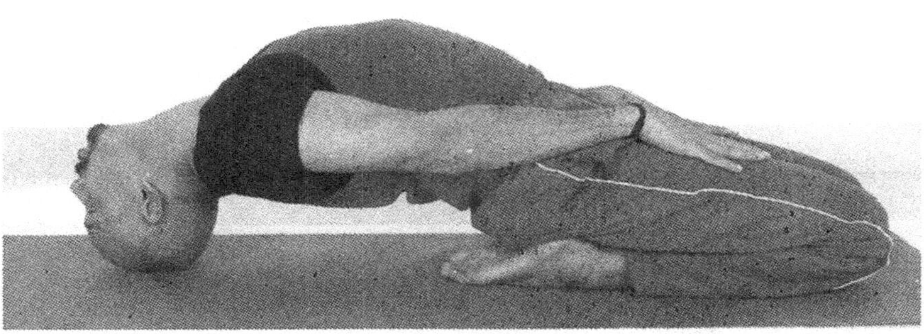

કરીને આ પ્રમાણે બેસો કે નિતંબ જમીન ઉપર ટેકેલી બન્ને એડીઓ અને બન્ને થાપાનાં નીચે જોડાયેલી હોય. બન્ને ઢીંચણોને પરસ્પર જોડી દો. કમરથી વળીને કોણીઓને જમીન ઉપર ટેકવો. હવે ધીમે ધીમે પાછળની બાજુએ વાળીને માથાને જમીન ઉપર ટેકીવી દો. કમરને ઉપર ઉઠાવીને ડોકને જમીન ઉપર મૂકો. છાતીને ખેંચીને બન્ને હાથોને જાંઘો ઉપર મૂકો. આ આસનમાં શ્વાસની ગતિ સ્વાભાવિક હશે. પોતાની શક્તિનુસાર આ આસનમાં રહો. પછી કોણીઓની મદદથી ઉપર ઊઠીને આસન છોડો. ઓછામાં ઓછા આને ત્રણ વખત કરો.

લાભ :

શ્વાસની માંદગી, ગળાના રોગ, પંજા, પગ, કમર, રીંઢની હડ્ડી વગેરે બધા જ પ્રકારના રોગોમાં રામબાણ છે આ આસન.

કેટલીક ચરી અને ખાન-પાન દ્વારા પણ આ રોગમાં નિયંત્રણ લાવી શકાય છે. દર્દીએ એવો આહાર લેવો જોઈએ, જેથી કબજિયાત ન થાય. ગરમ પાણીથી ગળા અને છાતીમાં વરાળ જવી જોઈએ અને દર્દીએ સમયે સમયે ગરમ પાણી અથવા ગરમ પેય પદાર્થ, આદુ, મધ, તુલસીના ઉકાળાનું સેવન કરવું જોઈએ. ઉપવાસ કરવો લાભદાયક છે. રોગીએ લાલ મરચું, તેલ, ખટાશ, અડદ, ગોળ, ખાંડ, તળેલા પદાર્થો, ઠંડાં પીણાં, દહીં, છાશ, દૂધ તથા માંસનું સેવન ન કરવું જોઈએ. આ પ્રમાણે આ બીમારીથી મુક્તિ મેળવી શકીએ છીએ.

❑

પંદર દિવસોમાં યોગ દ્વારા નસકોરાંથી મુક્તિ

ઊંઘતી વખતે તમે લોકોને જોયા હશે કે, તેમના મોઢેથી એક વિશેષ પ્રકારનો ખર્ર-ખર્રનો અવાજ નીકળે છે એને સામાન્ય ભાષામાં નસકોરાં ભરવાં કે પછી snoring કહેવામાં આવે છે. આપણા દેશના લગભગ દરેક ઘરમાં ઓછામાંઓછો એક સદસ્ય એવો મળી જ જશે જેને નસકોરાં બોલાવવાની બીમારી હોય. ભાગ્યે જ કોઈ એવું ઘર મળે કે જેમાં એક પણ વ્યક્તિ નસકોરાં ન બોલાવતો હોય.

કદાચ થોડાક જ લોકો જાણતા હોય કે આ નસકોરાથી નાક, ગળું, ફેફસાના રોગ, બ્લડ-પ્રેશર હૃદયસંબંધી રોગ ઉદ્ભવે છે. વ્યક્તિ પોતાની એકાગ્રતા ખોવા લાગે છે. નસકોરાં ભરવાની માંદગીથી ગ્રસિત વ્યક્તિ થાક, આળસ, કાર્યક્ષમતામાં ઊણપ, માથું દુઃખાવું, વ્યવહાર સંબંધી સમસ્યાઓ અને સેક્સની તરફ ઉદાસીન વલણ જેવી મુશ્કેલીઓનો સામનો કરે છે. ઊંઘ દરમ્યાન જ્યારે પણ શ્વાસના માર્ગમાં કોઈ કારણવશ કોઈ અવરોધ આવી જાય છે, એટલે કે જ્યારે શ્વાસની મારફતે અંદર લેવાવાળી હવાના પ્રવાહમાં કોઈ અવરોધ ઉત્પન્ન થાય છે તો આપણું નરમ તાળવું હાલવા-ડોલવાથી કંપન કરવા લાગે છે. જેના કારણે મોઢાની અંદરથી ખર્ર-ખર્રનો ભારે અને કર્કશ અવાજ નીકળે છે અને આ જ અવાજ નસકોરાંના નામથી ઓળખાય છે.

શ્વાસના માર્ગમાં અવરોધનાં કેટલાંક બીજાં કારણો પણ હોય છે. જેમ કે નાકનું હાડકું વધવું, નાકમાં માંસનું વધવું, તાળવાનું લાંબું થવું, ટૉન્સિલનું વધવું, જાડી ડોક અને વધારે હદ સુધી દારૂ-સિગારેટનું સેવન પણ છે.

મેડિકલ વૈજ્ઞાનિકોએ નસકોરાંની સમસ્યાથી મુક્તિ મેળવવા માટે સર્જરી જેવા ઉપાયો સુધી જ સફળતા મેળવવી છે. આ લેખમાં અમારા મારફતે બતાવેલ યોગનાં કેટલાંક આસનો, ક્રિયાઓ અને જાપાની પદ્ધતિ શિઅત્સૂ

દ્વારા એ બધા જ લોકો જે નસકોરાં બોલાવે છે, ફક્ત પંદર દિવસના અભ્યાસથી જ નસકોરામાં પચાસ ટકા સુધીનો ઘટાડો લાવી શકે છે.

(૧) શિઅત્સૂની કળા :

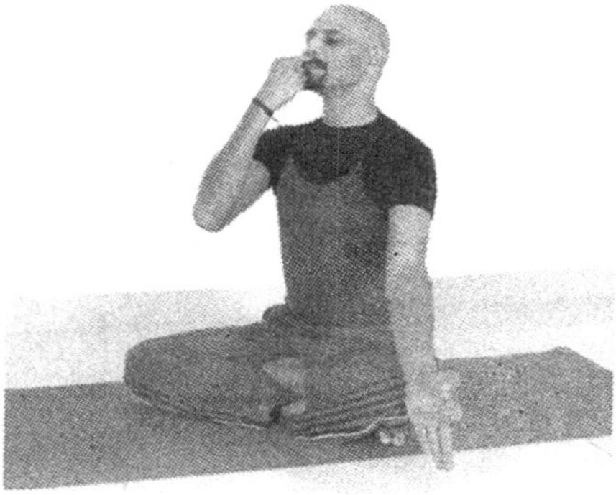

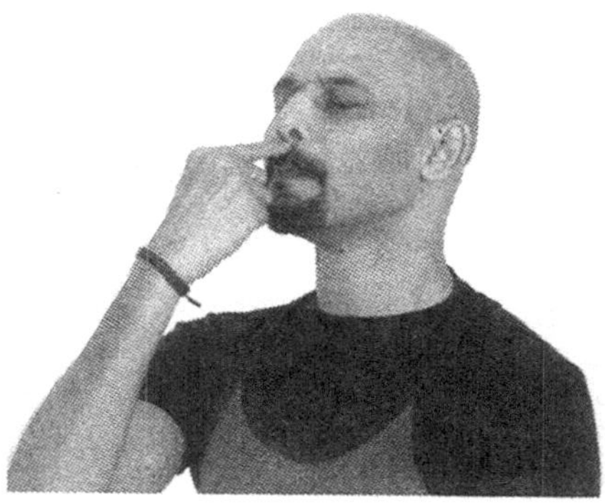

આ પદ્ધતિને કરવા માટે પદ્માસન કે પછી સુખાસનમાં બેસી જાઓ. આને ખુરશીમાં બેસીને પણ કરી શકાય છે. આપણી બન્ને આંખોને બંધ કરી કમર, ડોક (ગરદન) એકદમ સીધી રાખો. ડાબા હાથને ઢીંચણ ઉપર (જ્ઞાનમુદ્રામાં) અને પછી આપણા જમણા હાથની તર્જની આંગળી (Indee Finger)થી આપણા ઉપરવાળા હોઠની વચ્ચોવચ નાકની એકદમ નીચેવાળા પોઈન્ટ ઉપર એક મિનિટ સુધી પ્રેશર આપો. આ ક્રિયાનો અભ્યાસ ઓછામાં ઓછો પાંચ વખત જરૂર કરો.

લાભ :

આ ક્રિયાના અભ્યાસથી ગળા સંબંધિત રોગો, સાઈનસ, શરદી દૂર થશે. ત્યાં જ નસકોરામાં રામબાણનું કામ કરશે.

(૨) સિંહાસન :

આ આસનમાં આપણા શરીરનો આકાર સિંહના જેવો થઈ જાય છે. આ માટે આને સિંહાસન કહેવામાં આવે છે.

વિધિ :

સૌ પ્રથમ વજ્રાસનમાં બેસી જાઓ. ઢીંચણને થોડાક ખોલીને રાખો. બન્ને હાથોને જમીન ઉપર મૂકીને હાથોની આંગળીઓને પાછળની બાજુએ કરીને પગોની વચ્ચે સીધા રાખો. લાંબા ઊંડા શ્વાસ લઈને જીભને બહાર

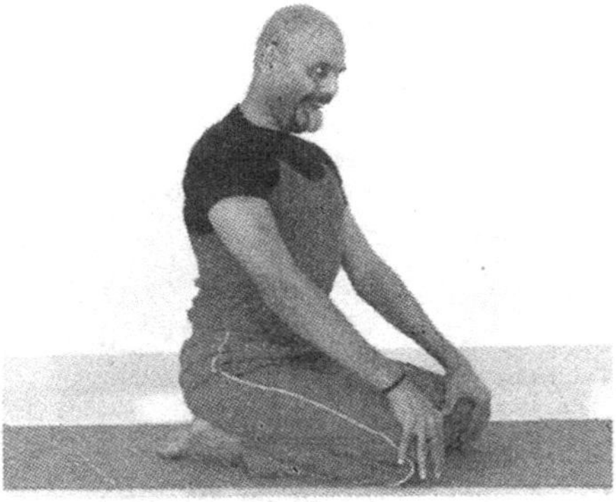 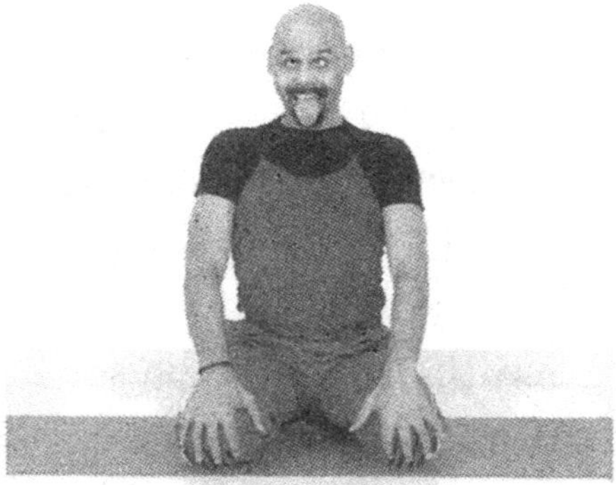

કાઢો. બન્ને નેત્રોથી ભ્રૂમધ્યમાં જોતા રહીને મોને યથા-સંભવ ખોલો. તેના પછી શ્વાસને બહાર કાઢતાં સિંહવત્ ગર્જના કરો. આ ક્રિયાને ગર્જનાની સાથે ઓછામાં ઓછા ૧૦થી ૧૫ વખત અભ્યાસ કરવો.

લાભ :

આ આસન નસકોરાં માટે સર્વોત્તમ આસન છે. આના અભ્યાસથી મુખ, દાંત, જીભ અને ગળાની બધી જ બીમારીઓ દૂર થઈ જાય છે. આ આસનના અભ્યાસથી ત્રણે બંધ અર્થાત્ મૂળબંધ, ઉડ્ડીયાનબદ્ધ અને જાલન્ધરબંધ સ્વતઃ લાગી જાય છે. થાઈરોડ અને અસ્પષ્ટ ઉચ્ચારણમાં લાભકારી છે. જે લોકો ગાયક બનવા ઇચ્છે છે, આનો અભ્યાસ દરરોજ કરવો. આ આસનના અભ્યાસથી નિર્ભયતા અતિશીઘ્ર આવે છે.

(૩) ગ્રીવાશક્તિ :

રહેણી-કરણીમાં બદલાવ લાવીને અને યોગની કેટલીક ગ્રીવાશક્તિવર્ધક ક્રિયા બન્નેને ભેગા કરીને આપણા ગળાની માંસપેશીઓનો ઘેરાવો ઓછો કરીને પણ નસકોરામાં લાભ પ્રાપ્ત કરી શકીએ છીએ.

(ક) ગ્રીવાશક્તિવર્ધક પહેલી ક્રિયા :

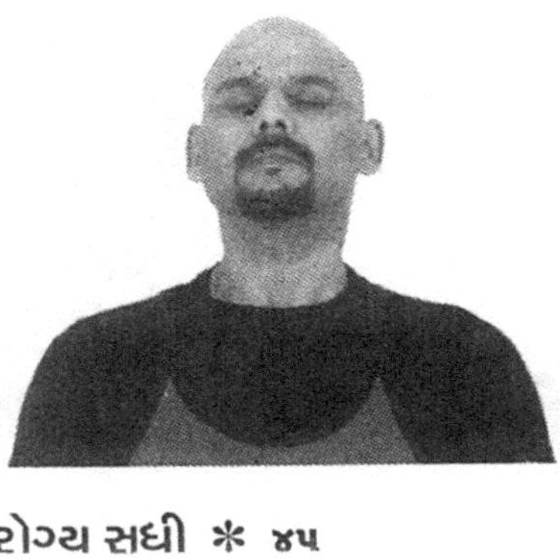

સુખાસન કે પછી પદ્માસનમાં બેસી જાઓ. લાંબા ઊંડા શ્વાસ ભરો અને આપણી ડોક (ગરદન)ની માંસપેશીઓને અંદરની બાજુએ ખેંચો. થોડોક

સમય આ સ્થિતિમાં રોકાઓ અને પછી શ્વાસને છોડતા આપણી ગળાની માંસપેશીઓને ઢીલી છોડો. આ ક્રિયાનું એક ચક્ર થયું. ઓછામાં ઓછાં ૧૦ ચક્રો સુધી અભ્યાસ કરવો.

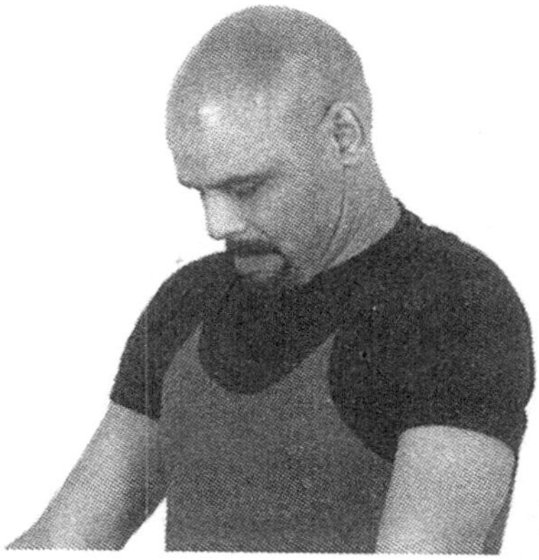

(ખ) ગ્રીવાશક્તિવર્ધક બીજી ક્રિયા :

પદ્માસન કે સુખાસનમાં બેસી જાઓ અને પછી લાંબા ઊંડા શ્વાસ નાકથી ભરો અને પછી શ્વાસને રોકીને પોતાની દાઢીને કંઠકૂપથી લગાવો. પોતાની શક્તિનુસાર આ અવસ્થામાં રોકાઓ પછી ફરી સામાન્ય અવસ્થામાં આવી જાઓ. (આ યોગમાં જાલન્ધર બંધ કહેવાય છે.) આ બંધનો અભ્યાસ ઓછામાં ઓછા ૧૦ વખત કરવો, પરંતુ હૃદયરોગી, ઉદય-રક્તચાપના રોગી અને ડોકના દર્દના દર્દીઓએ આનો અભ્યાસ ન કરવો.

(ગ) ગ્રીવાશક્તિવર્ધક ત્રીજી ક્રિયા :

પદ્માસન કે પછી સુખાસનમાં સ્થિત થઈ જાઓ અને પછી પોતાની ડોકને clock wise ૧૦ વખત ઘુમાવો અને anti-clock wise ૧૦ વખત ઘુમાવો.

(૪) ઉજ્જાઈ શ્વાસની ક્રિયા :

આ ક્રિયાને કરવા માટે પદ્માસન કે પછી સુખાસનમાં બેસી જાઓ.

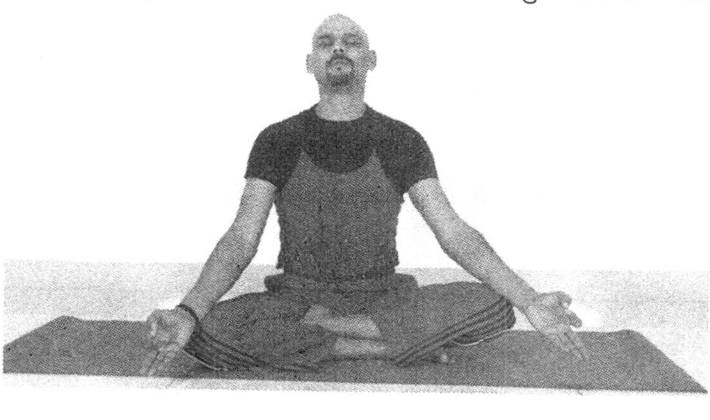

આંખોને બંધ કરીને સંપૂર્ણ શરીરને તાણમુક્ત કરી દો અને આપણું ધ્યાન આપણા ગળા ઉપર લઈ જાઓ અને એના પછી કલ્પના કરો કે તમે શ્વાસ નાકથી ન લઈને ગળાથી લઈ રહ્યા છો અને પછી આપણા ગલકંડને અંદરની બાજુએ ખેંચીને અવાજની સાથે લાંબા શ્વાસ ભરો અને પછી છોડો. આ ક્રિયાનું એક ચક્ર થયું. ઓછામાં ઓછા આ ક્રિયાને ૧૦ ચક્રો સુધીનો અભ્યાસ કરો.

લાભ :

આ ક્રિયા ગળા સંબંધિત રોગ, ગલકંડ, કંઠમાળા, ગાઈટર, ટૉન્સિલ અને નસકોરાં વગેરે રોગોમાં લાભદાયક છે. થાઈરોઈડ અને પેરા થાઈરોઈડ ગ્રંથિઓ ઉત્તેજિત થાય છે. શરીરમાં ઉષ્મા પ્રવાહિત થાય છે. આપણા સ્નાયુતંત્ર અને મસ્તિષ્કને સબળ બનાવે છે. આ ક્રિયા ઊંઘ ન આવવાની બીમારીમાં રામબાણનું કામ કરે છે.

વિશેષ :

હ્રદયરોગી અને ઉચ્ચ-રક્તચાપના રોગીઓ આનો અભ્યાસ યોગગુરુને આધીન થઈને જ કરે.

(૫) ગુંજન ધ્યાન :

ધ્યાન શબ્દની ઉત્પત્તિ સંસ્કૃત વ્યાકરણના ધ્યેય ધાતુથી થઈ છે. જેનો અર્થ થાય છે, ચિંતન, મનન કે પછી વિચાર કરવો.

આ ધ્યાનને કરવા માટે સુખાસન અને પદ્માસનમાં બેસી જાઓ. આંખો બંધ કરો. બન્ને હાથ જ્ઞાન મુદ્રામાં અને પછી લાંબાં ઊંડા શ્વાસો ભરીને ઉચ્ચારણ કરીને ફરી ઓમના ઉચ્ચારણ ઉપર વધારે ધ્યાન આપો. આનો અભ્યાસ દરરોજ ઓછામાં ઓછા ૧૦ મિનિટ સુધી કરવો.

લાભ :

આ ધ્યાનમાં જ્યારે ઓમનો ધ્વનિ નીકળે છે, ત્યારે મસ્તિષ્કની સુપ્ત શક્તિઓ જાગૃત થાય છે. યોગશાસ્ત્રમાં જે બીજ મંત્ર બતાવવામાં આવ્યા છે, તે શરીરનો સંપૂર્ણ ઉપચાર કરીને સમગ્ર સ્વાસ્થ્ય લાભ પ્રાપ્ત કરાવે છે. મંત્ર ઉચ્ચારણથી આ સ્વરોનો ઉચ્ચારણ કંઠથી થતો હોવાથી આનો પ્રભાવ હ્રદય ઉપર પડે છે. જેનાથી લોહી શુદ્ધ થાય છે. લોહીનું પરિભ્રમણ વધે છે. આના અભ્યાસથી નસકોરાં, દમ અને ઉધરસ જેવા રોગો દૂર

થાય છે. આ ધ્યાન છાતી અને ગળાને તંદુરસ્ત કરે છે. ઓમ ધ્યાનના દિવ્ય ગુણ-કર્મ સ્વભાતને આનંદમય કોષ, વિજ્ઞાનમય કોષ, મનોભય કોષ પ્રાણમયકોષમાં ધારણ કરવાથી શરીર જ્ઞાનસ્વરૂપ બ્રહ્મથી મળી જાય છે.

આ પ્રમાણે ઉપરોક્ત યોગના નિરંતર અભ્યાસના અમલથી સ્થૂળતા (જાડાપણું) ઉપર નિયંત્રણ કરવું, શરાબ-સિગારેટનું સેવન ન કરવું, નસકોરામાં ૫૦ ટકાનો લાભ ફક્ત ૨ અઠવાડિયાંના અભ્યાસથી જ પ્રાપ્ત થાય છે.

❑

કબજિયાતનાં તીર : યૌનવિકાર અને હરસ

આયુર્વેદમાં કહેવામાં આવ્યું છે કે 'પહેલું સુખ નીરોગી કાય' જ્યાં સુધી શરીર ત્યાં સુધી દુનિયાની બધી રમત છે. બધી લીલા છે. શરીરમાં રોગનું કારણ આહાર-વિહારમાં અનિયમિતતા અને ભોજનમાં પોષ્ટિકતાનો અભાવ છે. આપણા શરીરમાં અધિકાંશ માંદગીઓનું કારણ પેટના રોગો હોય છે અને પેટના મુખ્ય રોગોનું કારણ 'કબજિયાત' છે.

આ વાતને નકારી ન શકાય કે મહાનગરોનું જીવન વાસ્તવમાં ખૂબ વ્યસ્ત, ભાગ-દોડ અને મુશ્કેલીઓથી ભરેલું હોય છે. કોઈ મહાનગરના રસ્તાને જુઓ તો એવું લાગે છે કે બધા લોકો પોતાની દિશામાં પોતાની જ ધૂનમાં ભાગી રહ્યા છે. વ્યસ્ત હોવું એ ખરાબ નથી. કારણ કે આપણા જીવનનિર્વાહ માટે વ્યાપાર અને મહેનત કરવી આવશ્યક હોય છે. પરંતુ આવી વ્યસ્તતા શું કામની કે આપણે આપણા નિત્ય કર્મોને પણ સમયસર નથી કરી શકતા. અર્થાત્ બધા જ વ્યક્તિ વ્યસ્ત છે. ક્યારેક સવારે તો ક્યારે સાંજે, ન ખાવાનો કોઈ સમય ન નાસ્તાનો. આપણા ખ્યાલમાં આ વાત નથી આવતી કે જ્યારે આપણે જમવાનું જ સમયસર નથી ખાતા તો હાજત (સંડાસ) સમયસર કેવી રીતે થશે. અને જ્યારે હાજત સમયસર નહીં થાય તો આપણે કબજિયાત જેવી માંદગીથી ગ્રસિત થઈ જઈશું.

નિયમિત રીતે ચૌક્કસ માત્રા અને સામાન્ય ચક્રના અનુસાર મળત્યાગમાં અવરોધ ઉત્પન્ન થવાની અવસ્થાને 'કબજિયાત' કહેવામાં આવે છે. મળનો નિકાસ નિયમિત તથા સમાન માત્રા તથા રૂપમાં ન થવાના કારણે આંતરડામાં જામેલ મળથી જૈવિક પ્રક્રિયા થવા લાગે છે. જેના કારણે ગૅસ ઉત્પન્ન થાય છે અને જો નિકાસ ન થાય તો ગૅસ પેટ સુધી ફેલાઈને અપચો તથા બેચેનીને જન્મ આપે છે. મળનું અસામાન્ય રૂપથી સુકાવવું અને કઠણ થવું પણ આના નિકાસમાં અવરોધ ઉત્પન્ન કરે છે. ભોજનમાં તરલ પદાર્થ તથા રેશાયુક્ત આહારની માત્રાનો અભાવ હોવાનો અર્થ હરસ અને યૌન વિકારોને નિમંત્રણ આપવું.

કબજિયાતનાં કારણો :

૧. ભોજનમાં સમયની અનિયમિતતા
૨. સવાર-સાંજ શૌચ બરાબર ન થવું
૩. વાસી ભોજનનું સેવન
૪. ધ્રૂમપાન અને દારૂનું સેવન
૫. ઓછું પાણી પીવું
૬. રાત્રિમાં જાગરણ અને સામાન્ય શારીરિક વ્યાયાયનો અભાવ
૭. મરચા-મસાલાવાળા ભોજનનું સેવન
૮. બાળપણથી પેટ સાફ કરવાવાળી દવાઓનું સેવન
૯. તાણયુક્ત જીવન અને ચિંતાગ્રસ્ત વ્યવહાર
૧૦. માંસ, ફાસ્ટ ફૂડ, મેંદો વગેરેનું સેવન.

કબજિયાતનું ખાન-પાન અને પ્રાકૃતિક ઉપચાર :

ભારત જેવા વિકસિત દેશમાં વ્યક્તિમાં લગભગ ૯૦ ટકા ગુદા રોગ કાં તો કબજિયાતના કારણે થાય છે. અથવા તો એ રોગોના કારણે કબજિયાત જન્મે છે. કબજિયાતથી પીડિત વ્યક્તિઓએ પોતાનો ખોરાક વધારેથી વધારે સમય સુધી ચાવીને ખાવો જોઈએ. એકાગ્રચિત્ત થઈને ખૂબ ચાવી-ચાવીને ખાવાથી મોઢાનો લાળરસ બરાબર એકરસ થઈ જાય છે જે પાચન ક્રિયામાં મદદરૂપ થાય છે. વધારે ચાવીને ખાવાથી દાંત પેઢાં અને ચહેરાની માંસપેશીઓનો વ્યાયામ પણ થાય છે. કબજિયાતથી પીડિત વ્યક્તિને આહારમાં શાકભાજી અને ફળોમાં રેશાની માત્રાવાળા, પદાર્થોમાં સેવન વધારે કરવું જોઈએ. જેનાથી મળનિકાલ સરળ થઈ જાય છે. પદાર્થોનું ફળોમાં સફરજન, દાળ, સૂપ અથવા કાંજીનો વધારે માત્રામાં સેવન કરવું જોઈએ. રાત્રિના ભોજન પછી ફરવું લાભદાયક છે.

રાત્રિમાં ઊંઘવાની પહેલા તાંબાના કોઈ વાસણમાં પાણી રાખો. પ્રાતઃ કાળે શૌચ જવાના પહેલાં આ પાણી પીઓ. હંમેશાં પોતાની ભૂખથી થોડીક ઓછી માત્રામાં ભોજન લેવું જોઈએ. ભોજન પછી એક કલાક સુધી પાણી ન પીવું જોઈએ. છેલ્લી વાત જો તમારી માનસિક સ્થિતિ સારી છે તો તમને કબજિયાત જેવો રોગ નહીં સતાવશે કારણ કે પાચનશક્તિ અને પૂરતી ઊંઘ માટે માનસિક અવસ્થા શાન્ત અને ચિંતા રહિત હોય તે નિતાન્ત આવશ્યક છે.

યોગાભ્યાસ દ્વારા કબજિયાત નિવારણ :

કહેવામાં આવે છે કે 'કાયા રાખે ધરમ ઔર પૂંજી રાખે વ્યવહાર' અર્થાત્ જે કોઈ પણ વ્યક્તિનું શરીર રૂપી મંદિર જો તંદુરસ્ત હશે તો તે પોતાનું કામ જ નહીં પરંતુ પરોપકાર અને સેવાભાવના પણ કરી શકશે. યોગાભ્યાસમાં આસનો અને મુદ્રાના માધ્યમથી આપણે આરોગથી મુક્તિ મેળવી શકીએ છીએ.

(૧) વજ્રાસન (૨) સુપ્તપવન મુક્તાસન (૩) મયૂરાસન (૪) પશ્ચિમોન્તાન આસન (૫) ધનુરાસન (૬) મત્સાસન (૭) કર્માસન (૮) ચક્રાસન (૯) યોગમુદ્રા (૧૦) અગ્નિસાર ક્રિયા.

૧. અગ્નિસાર ક્રિયા વિધિ :

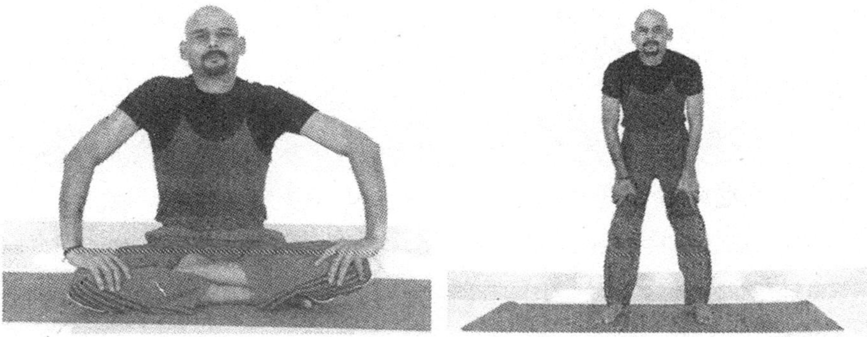

પદ્માસન અથવા સુખાસનની સ્થિતિમાં કે પછી ઊભા થઈને પણ અગ્નિસારની ક્રિયા કરી શકાય છે. આપણા બંને હાથ ઢીંચણ ઉપર મૂકો અને શ્વાસ છોડીને પેટ અંદર ખેંચો અને એને જોરથી ૮-૧૦ વખત છોડો અને પિચકાવો પછી યથાસંભવ પોતાની ક્ષમતાનુસાર જ્યાં સુધી તમો શ્વાસ રોકીને આ ક્રિયા કરી શકો છો. ત્યાર પછી શ્વાસ લો. પછી બધો જ શ્વાસ બહાર કાઢીને પેટને અંદર-બહાર ખેંચો. શરૂઆતમાં આનો અભ્યાસ ૪થી ૫ વખત કરવો જોઈએ.

લાભ :

આ ક્રિયા દ્વારા મંદાગ્નિ દૂર થઈને જઠરાગ્નિ પ્રદીપ્ત થાય છે. આ આસન કબજિયાત માટે રામબાણ છે. પેટનું કાઠાપણું, વાયુ, ગોળા અને તિલ્લીમાં લાભદાયક છે, માસિક સંબંધી વિકારો દૂર થાય છે અને સ્થૂળતા માટે લાભદાયક છે.

વિશેષ :

પ્રારંભમાં આને કરવાની ઉતાવળ ન કરશો. નહિ તો આંતરડામાં સોજો આવી જવાની શક્યતા રહે છે. અગ્નિસાર ક્રિયા હંમેશાં ખાલી પેટે કરવી જોઈએ. હૃદયરોગ અને હાઈબ્લડ પ્રેશરના દર્દીઓ માટે આસન વર્જિત છે.

૨. મયૂરાસન વિધિ :

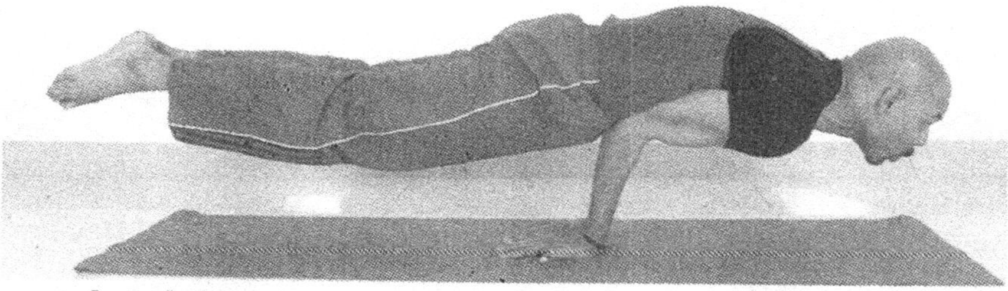

યોગીઓએ આ આસનને મયૂરાસનનું નામ આ માટે આપ્યું છે કે જ્યારે આપણે આ આસનની સ્થિતિમાં હોઈએ છીએ ત્યારે આપણા શરીરની આકૃતિ મયૂરના જેવી થઈ જાય છે.

વિધિ :

જમીન ઉપર વજ્રાસનમાં બેસી જાઓ. સાથળ અને નિતમ્બોને ઉઠાવીને આગળની બાજુએ વાળો. પછી બન્ને કોણીઓને પરસ્પર મેળવીને નાભિ ઉપર લઈ જાઓ અને પછી સંપૂર્ણ શરીરનો ભાર, કોણી ઉપર આપીને ઢીંચણ અને પગને જમીનથી ઉપર કરો. (શરૂઆતમાં થોડાક દિવસ આ જ પ્રમાણે અભ્યાસ કરો) આના પછી જ્યારે તમે અભ્યસ્ત થઈ જાઓ તો પણ પગ મયૂર પંખની જેમ સીધા પાછળની બાજુએ ફેલાવી દો અને માથાનો ભાગ સીધો રાખો. ધ્યાન રાખો બન્ને કોણીઓનો ભાગ નાભિ પર જ સટાવી રાખવો. શ્વાસની ગતિ સામાન્ય હશે. શરૂઆતમાં આ આસનનો અભ્યાસ ૩થી ૬ સેંકડ સુધી જ કરવો. અભ્યસ્ત થયા પછી આ ગાળો સમયાનુસાર કરો અને પોતાની ક્ષમતાનુસાર વધારી શકો છો.

લાભ તથા પ્રભાવ :

આ આસનના અભ્યાસથી પેટના રોગ કૃમિ, જૂનામાં જૂની કબજિયાત વગેરે વિકારોને દૂર કરી શકાય છે. આના અભ્યાસથી હૃદય, છાતી, કરોડરજ્જૂ, હાથ-પગ અને પાંસળીઓને બળ મળે છે. ચહેરા ઉપર લાલિમા, કાન્તિ અને આંખોની રોશની વધે છે. કહેવાય છે કે મયૂર સાપ જેવા જંતુને ખાઈને પણ એના વિષની અસરને ખતમ કરી પચાવી લે છે. એ જ પ્રમાણે મયૂરાસનનો અભ્યાસી વિષને પણ સહેલાઈથી પચાવી લે છે.

વિશેષ :

ઉચ્ચ રક્તચાપ, હૃદયરોગી, કમજોર અને વૃદ્ધ વ્યક્તિએ આ આસનનો અભ્યાસ ન કરવો. મહિલાઓ માટે આ આસન વર્જિત છે. આ યોગનું અઘરું આસાન છે માટે યોગગુરુના સાંનિધ્યમાં આનો અભ્યાસ કરવો. મહેરબાની કરીને આને ઉતાવળમાં ન કરશો. અભ્યાસથી આ આસન ધીમે-ધીમે સરળતાથી કરી શકાશે.

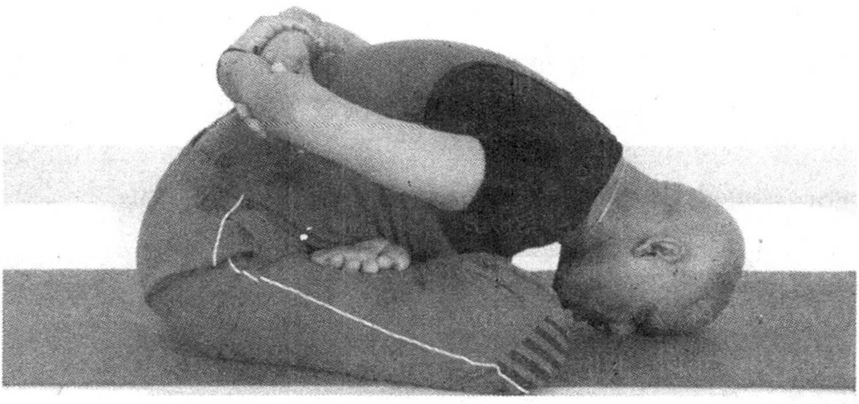

૩. યોગમુદ્રાની વિધિ :

આ આસન કુંડલિની શક્તિને ઉત્પ્રેરિત કરવામાં સહાયક થાય છે.

કહેવાય છે કે આ આસનના અભ્યાસથી, આત્મા અને પરમપિતાનું મિલન થઈ જાય છે. યોગીઓએ આને 'યોગમુદ્રા'નું નામ આપ્યું છે.

વિધિ :

જમીન ઉપર બન્ને પગને સીધા કરીને બેસી જાઓ અને પછી જમણા

પગને વાળીને ડાબા પગની સાથળ ઉપર રાખો અને ડાબા પગને વાળીને જમણા પગની સાથળ ઉપર રાખીને પદ્માસનમાં બેસી જાઓ. હવે જમણા હાથથી ડાબા હાથની કોણીનો અને ડાબા હાથથી જમણા હાથની કોણીને પકડો. ડોક, પીઠ અને કમર એકદમ સીધી હોવી જોઈએ. લાંબા ઊંડા શ્વાસ ભરીને પછી શ્વાસને કાઢી ધીમે-ધીમે કમર સુધીના ભાગને વાળીને આગળની બાજુએ આપણું માથું અને દાઢી જમીનને અડે એટલું વળો. નીચે વળતી વખતે શ્વાસની ગતિ સામાન્ય હોવી જોઈએ. જેટલો સમય તમે સહેલાઈપૂર્વક આ અવસ્થામાં રોકાઈ શકો છો રોકાઓ અને પછી ધીમે-ધીમે પાછા વળો. આમ આ આસનનું એક ચક્ર થયું. ઓછામાં ઓછા ૩ વખત આનો અભ્યાસ કરવો.

લાભ અને પ્રભાવ :

આ આસનના અભ્યાસથી છાતી, શ્વાસ અને ગળાના બધા જ રોગો દૂર થાય છે. આનાથી ચહેરા ઉપર લાલિમા અને (તેજ) કાન્તિ આવે છે. આનાથી સમ્પૂર્ણ શરીરને સુડોળતા, લચીલાપણું પ્રાપ્ત થાય છે. આંખોની જ્યોતિ વધે છે. માથું જમીન ઉપર લગાવવાથી આજ્ઞાચક્ર માથાની મધ્યમાં ઉપર વિશેષ પ્રભાવ પડે છે. જેનાથી મનુષ્ય ધ્યાનની અવસ્થામાં આવી જાય છે. આનાથી માનસિક રોગ તાણ, અનિદ્રા, અલાજાઈમર અને પાર્કિન્સન જેવા રોગોથી છુટકારો મળે છે. આ આસનથી, ધ્યાન ચેતના, આનંદ, એકાગ્રતા વગેરે સહજતાથી પ્રાપ્ત કરી શકાય છે. આ આસન અપચો (બદહજમી) કબજિયાત, પેટનો ગૅસ, ડાયાબિટીસ અને સ્થૂળતાને પણ દૂર કરે છે.

વિશેષ :

ઉચ્ચ રક્તચાપ સાઈટીકા હૃદયરોગી અને આંખોની ખૂબ વધારે સમસ્યાથી ગ્રસિત લોકો અને ગર્ભવતી સ્ત્રીઓએ આનો અભ્યાસન કરવો જોઈએ.

૪. વજ્રાસનની વિધિ :

આ આસનનો સીધો પ્રભાવ આપણા શરીરની વજ્ર નાડી ઉપર પડે છે. અને આના અભ્યાસથી અભ્યાસી વજ્રના સમાન કઠોર તથા સખત થઈ જાય છે; એટલા માટે આપણા યોગીઓએ આનું નામ વજ્રાસન રાખ્યું છે. આ આસનમાં ઇસ્લામધર્મ અને બૌદ્ધધર્મની અનુયાયીઓ પૂજા

અને ધ્યાન કરે છે.

વિધિ : બન્ને પગને પાછળની બાજુએ વાળીને ઢીંચણના જોર ઉપર બેસી જાઓ. પગના તળિયાં ઉપરની બાજુએ હોવાં જોઈએ. બન્ને પગનાં અંગૂઠા પરસ્પર એકબીજાથી મળેલા હોય, એડીઓને આ પ્રમાણે ખોલી

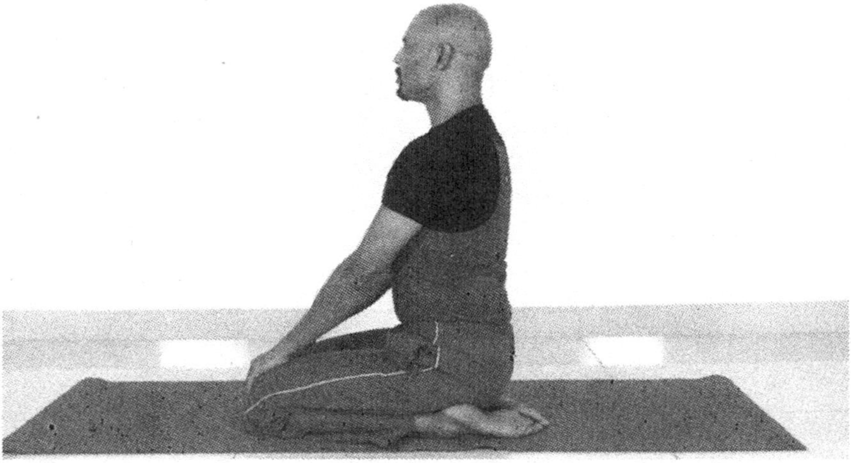

દો. જેનાથી નિતમ્બ એના ઉપર ગોઠવાઈ જાય. બન્ને હાથો સાથળ ઉપર હોવા જોઈએ. કમર, ડોક, આ આસનનો અભ્યાસ આપણી ક્ષમતા અને શક્તિનુસાર ઓછામાં ઓછા ૨ મિનિટ સુધી આ આસનમાં બેસો. અભ્યસ્ત થયા પછી ધીમે ધીમે સમયને વધારી શકાય છે.

લાભ :

આના અભ્યાસથી વાત, અપચો, કબજિયાત રોગ મૂળથી નષ્ટ થઈ જાય છે. અતિનિદ્રા માટે આ પરમ ઉપયોગી છે. વિદ્યાર્થી અથવા રાત્રે જાગીને કામ કરવાવાળા લોકોના માટે ખૂબ જ લાભદાયક છે. આ આસનમાં નાડી (નસો)નો પ્રવાહ ઊર્ધ્વગામી થઈ જાય છે. જેનાથી ખોરાક શીઘ્ર પચી જાય છે. જે સ્ત્રીઓ ગર્ભવતી અવસ્થામાં આનો અભ્યાસ કરે છે તો તેની નોર્મલ ડિલિવરી થાય છે. આપણા પ્રજનનતંત્રમાં રક્તનું ભ્રમણ ઓછું થવાને કારણે પુરુષોમાં અંડવૃદ્ધિ એટલે કે હાઈડ્રોસિસ નામક રોગ થતો નથી.

સાવધાનીઓ :

વા (ગઠિયા)ના રોગી આનો અભ્યાસ ન કરે.

વિશેષ :

નવા સાધકોને પોતાના પગનાં તાળવાં, પાનીનાં દર્દનો અભ્યાસ થશે. આસન સમાપ્ત કર્યાં પછી પોતાના પગને અવશ્ય હલાવો. જેનાથી રક્તનું પરિભ્રમણ પગમાં સારી રીતે થશે. આ જ એક એવો યોગ કે આસન છે જેને જમ્યા પછી પણ કરી શકાય છે.

❑

હાસ્યયોગ ઉત્તમ સ્વાસ્થ્યની ચાવી

મનુષ્યના આત્માની સંતુષ્ટિ શારીરિક સ્વાસ્થ્ય અને બુદ્ધિની સ્થિરતા માપવાનો એક જ માપદંડ છે તે છે ચહેરા ઉપર ખીલેલી પ્રસન્નતા. પ્રસન્નચિત્ત વ્યક્તિ વધારે સમય સુધી જીવન જીવે છે. આજ સંપૂર્ણ વિશ્વમાં વિશેષજ્ઞોએ માન્યું છે કે હાસ્ય શરીરની આંતરિક જાગિંગના આ દાબનું નિવારણ કરે છે અને હૃદયરોગ વગેરે દબાણ જનિત રોગોના ખતરાથી મુક્ત રાખે છે. યોગાચાર્ય અને આપણા ઋષિ-મુનિઓએ યોગમાં હાસ્યયોગને એક અલગ ઓળખ આપી છે. એમનું કહેવું છે કે હાસ્યયોગથી હૃદય હળવું થાય છે, તાણ ઓછી થાય છે અને તંદુરસ્તી માટે આ અમૃત છે. હાસ્યનો આપણા શરીર તથા સ્વાસ્થ્ય ઉપર જેટલો સારો પ્રભાવ પડે છે, જો લોકો તેને જાણી લે તો ડૉક્ટર, વૈદ્ય અને હકીમોનું કામ અડધું થઈ જાય.

હસવું એ સ્વાસ્થ્ય માટે ખૂબ જ સારું ટૉનિક છે. ખૂલીને હસવાથી મનુષ્યના રક્તના ભ્રમણની ગતિ વધી જાય છે. પાચનતંત્ર વધારે કુશળતાથી કાર્ય કરે છે. હસવાના કારણે ફેફસાના રોગ થતા નથી અને દૂષિત હવા બહાર નીકળે છે. હસવું જીવનની નીરસતા, એકાકીપણું, થાક, માનસિક તાણ અને શરીર દુઃખાવાથી રાહત અપાવે છે. પેરિસમાં એક ડૉક્ટર પોતાના દર્દીઓને ફક્ત હસાવીને રોગોને આશ્ચર્યજનક રીતે દૂર કરે છે. તે દર રવિવારે એક હૉલમાં દર્દીઓની આંખો ઉપર પાટો બાંધીને બેસાડે છે અને ગ્રામોફોન ઉપર એવી કેસેટ વગાડે છે જેને સાંભળીને હૉલ હાસ્યની કિલકારીથી ગુંજવા લાગે છે. (દર્દી આ રીતે હાસ્યયોગના માધ્યમથી સ્વાસ્થ્યનો લાભ લઈ રહ્યા છે) કેટલાક વૈજ્ઞાનિકોએ તો એટલા સુધી કહ્યું છે કે હાસ્ય વિના જીવન જ નથી. જો રોગી વ્યક્તિ હસતો નથી તો તે વધારે રોગગ્રસ્ત થઈ જાય છે. હાસ્ય શરીરને હચમચાવી દે છે. જેનાથી શરીરમાં અત્યંત મહત્ત્વપૂર્ણ ભૂમિકા નિભાવવાવાળા એંડોડ્રોમ (હારમોનદાત) પ્રણાલી સુચારુ રૂપથી ચાલવા લાગે છે. આ રોગથી મુક્તિ

અપાવવામાં ખૂબ જ સહાયક સિદ્ધ થાય છે. "હસવાથી હૃદય હળવું થાય છે. તાણ ઓછી થાય છે, તંદરુસ્તી માટે અમૃત છે, જરૂરિયાત ફક્ત આ વાતની છે કે કોઈ પર હસવાને બદલે કોઈની સાથે હસવાનું શીખીએ." આજે સ્ત્રીઓ પોતાના ચહેરા માટે જુદી-જુદી કંપનીઓના સૌંદર્ય પ્રસાધનનો ઉપયોગ કરી રહી છે, તેમ છતાં પણ તેમના ચહેરા ઉપર ક્યારેય પણ એ નૈસર્ગિક સૌંદર્ય નથી દેખાતું જે પહેલાં જોવા મળતું હતું. પરંતુ જો હાસ્યયોગની મદદ લે તો કરચળીઓ પડવાથી બચી શકે છે. ઊંઘ ન આવવી, વાતે-વાતે ગુસ્સો કરવો, માનસિક બીમારીથી તરત લાભ પ્રાપ્ત કરી શકાય.

હસવું :

હસવું માનસિક તાણને દૂર કરવાની સાથે શરીરની પ્રતિરક્ષા પ્રણાલીને પણ મજબૂત કરે છે. અર્થાત્ આપણી અંદર રોગો સામે લડવાની શક્તિ વધી જાય છે. આ એક એવી કસરત છે કે જે વધારે સમય વેડફ્યા વિના કોઈ પણ, ક્યારેય પણ, ક્યાંય પણ, ખૂબ જ સાહજિકતાથી કરી શકે છે. હસવાની અને મુસ્કુરાવવાની કોઈ વય નથી હોતી અને ન કોઈ બંધન. "વૈજ્ઞાનિકોનું માનવું છે કે જે વ્યક્તિ મન ભરીને હસે છે તે વધારે જીવે છે." અહીંયાં આ કહેવાત ચરિતાર્થ થઈ ગઈ છે કે, "આનંદ બાંટે તો આનંદ બઢેગા" જે પ્રમાણે કૂવાનું પાણી કાઢતા રહેવાથી વધતું રહે છે તેવી જ રીતે બીજાને જેટલાં આનંદ-સુખ આપીશું તે કેટલાંય ગણાં થઈને તમને મળશે. આ માટે અત્યારથી આપણા જીવનમાં હાસ્યયોગની મદદ લઈ લો અને જીવન પર્યન્ત યોગથી આનંદિત અને નીરોગી રહો.

❑

મધુપ્રમેહ – (ડાયાબિટીસ)

શું આપણે ચૂકવી રહ્યા છીએ અમાપ સુવિધાઓનું મૂલ્ય :

રોગ પ્રથમ મનમાં હોય છે, પછી શરીરમાં અભિવ્યક્ત થાય છે. મન અને શરીરને પ્રભાવિત કરવાવાળા રોગી જેવા કે ઉચ્ચરક્તચાપ, તાણ, લકવો અને મધુપ્રમેહ રોગ છે. યોગ એક જીવનશૈલી છે. જે આને અપનાવે છે તે હંમેશાં નીરોગી રહે છે. આપણા યોગીઓ, ઋષિ-મુનિઓએ પોતાની સાધના, તપ, ચિન્તન જે શોધ્યું હતું તેને આજે પણ વિશ્વ સમ્માન કરે છે. વૈજ્ઞાનિકોએ પોતાના અનુસંધાનથી આ સિદ્ધ કર્યું છે કે માનવીના સર્વાંગી વિકાસમાં યોગનું એક અનોખું જ મહત્ત્વ છે. આજે અમે આ લેખના માધ્યમથી મધુપ્રમેહ રોગ અંગે વિસ્તારપૂર્વક બતાવીશું કે કઈ રીતે આપણા જીવનમાં ખાન-પાન અને યોગાભ્યાસ દ્વારા આપણે આ રોગથી આજીવન મુક્ત રહી શકીએ છીએ.

મધુપ્રમેહ (ડાયાબિટીસ) એક એવો રોગ છે જે આખા વિશ્વમાં અને આપણા દેશમાં તીવ્રતાથી વધી રહ્યો છે. મધુપ્રમેહ એક ખતરનાક રોગ છે. આનાથી ગ્રસિત વ્યક્તિનું સ્વાસ્થ્ય દિન-પ્રતિદિન બગડતું જાય છે અને આ રોગની ઝપટમાં એ વ્યક્તિ આવી જાય છે જે શ્રમજીવી નથી. અર્થાત્ જે પરિશ્રમ નથી કરતો અને આરામનું જીવન જીવે છે. અનુચિત અને અપ્રાકૃતિક ઢબનું ખાન-પાન અને રહેણી-કરણી આ માંદગીમાં સહાયક થાય છે. આ લેખમાં મધુપ્રમેહ રોગ શું છે? કેમ થાય છે? અને એનાં કયાં-કયાં લક્ષણો છે? અને કેવી રીતે યોગ દ્વારા આનો નિદાન સંભવ છે. આ બધી વાતો બતાવવામાં આવી છે. મધુપ્રમેહ રોગમાં અત્યાધિક અથવા વારે-વારે મૂત્ર-ત્યાગ કરવાની ઇચ્છા થાય છે. આ રોગથી ગ્રસિત દર્દીના લોહીમાં ખાંડની માત્રા વધારે થઈ જાય છે અને પછી પેશાબના માર્ગે ખાંડની માત્રા વહી જાય છે અને રોગીને વારે-વારે તરસ લાગે છે. ભૂખનું વધી જવું, પગમાં દુઃખાવો, પ્રાતઃકાળે જીભ ઉપર મેલ, ઊંઘ

અને તન્દ્રા વધી જવી વગેરે મધુપ્રમેહ રોગ એટલે કે ડાયાબિટીસનાં લક્ષણ છે.

વિશ્વ સ્વાસ્થ્ય સંગઠનની રિપોર્ટના આધારે ઈ.સ. ૨૦૨૫ સુધી ભારતમાં મધુપ્રમેહ રોગીઓની સંખ્યા લગભગ ૬ કરોડ સુધી જવાની શક્યતા છે. આ રોગના અનુસંધાનમાં ભારતનું વિશ્વમાં પ્રથમ સ્થાન છે. આ રોગે યુવા-વર્ગ તથા બાળકોને પણ જકડ્યાં છે. અત્યાર સુધી મધુપ્રમેહનો કોઈ સ્થાયી ઉપચાર નથી શોધી શકાયો છે. પરંતુ આની ચિકિત્સાના માટે આ અનિવાર્ય છે. રોગી પોતે આની ઉપયોગિતા સમજી એનું નિયમિત પાલન કરે અને રોગ ઉપર બરાબર નજર રાખીને, ઉચિત સમય પર ડૉક્ટરી તપાસ અને સલાહ લેતા રહે.

ભારતીય દર્શન સંસ્કૃતિ અને નિયમિત યોગાભ્યાસના મારફતે આ રોગને કાબૂમાં કરી શકાય છે.

ખાન-પાનના પરિવર્તન દ્વારા મધુપ્રમેહમાં લાભ :

૧. જે પણ વ્યક્તિ મધુપ્રમેહના રોગથી પીડિત છે તેણે પોતાના ખાવામાં ગળ્યું, તળેલી વસ્તુઓ, માંસ-માછલીનું સેવન, ભાત, બટાકા, કેળાં, નારંગી કેરી વગેરે વસ્તુઓનો ત્યાગ કરી દેવો જોઈએ.

૨. ભોજનમાં ભાજી, લીલાંપત્તાં, તથા રેશાવાળી શાકભાજીનું સેવન, સાત્ત્વિક આહારનું સેવન, આમળાં, જાંબુ, કારેલાં, મેથી, ગૂલર વગેરનું સેવન લાભદાયક છે.

૩. ભોજન પછી તરત જ ઊંઘવું નિષેધ છે અને આરામદાયક જીવનનો ત્યાગ કરવો પડે છે.

૪. માનસિક તાણ, ચિંતા ન કરી ચિંતન કરવું જોઈએ.

૫. પથી ૧૦ ગ્રામ મેથીના દાણા અડધા કપ પાણીમાં નાખીને રાત્રે મૂકી દો. સવારે દાણાને મસળીને ચાવી જાઓ અને પાણી પી લો.

૬. શાકભાજીમાં કારેલાં, મેથી, ચોળી, પાલક, કાકડી, સરસવનું શાક, તુરિયું, ડુંગળી, રીંગણ, દૂધી, ધાણા વગેરે ખાઈ શકીએ છીએ.

૭. ખાંડ, ગોળ, મીઠાઈ, બટાકા, શીંગોડાં અને સીતાફળ હાનિકારક છે. કાર્બોહાઈટ્રેડ અને ચરબીની અધિકતાવાળી વસ્તુઓનું સેવન ન કરવું જોઈએ.

૮. પોતાની દિનચર્યામાં સુધારો કરવો જોઈએ, તેલ માલિશ અને ચાલવું જોઈએ.

૯. દારૂ, સિગરેટ, ગુટકા, પાન-મસાલા વગેરેનો ત્યાગ કરી દેવો જોઈએ.

૧૦. દરરોજ ૧૦ મિનિટ આંખ બંધ કરી આપણા ઇષ્ટદેવનું ધ્યાન ધરવું જોઈએ.

યોગ સાધના દ્વારા આ રોગને મૂળથી મટાડી શકાય છે. કેટલાક આસન મુદ્રા અને પ્રાણાયામનું અહીં હું વર્ણન કરું છું. જો રોગી આનો અભ્યાસ નિયમિત કરશે તો તે આજીવન આ રોગથી મુક્તિ મેળવી લેશે.

(૧) સૂર્યનમસ્કાર (૨) ભુજંગાસન (૩) અર્દ્ધમત્સેન્દ્રાસન, (૪) શલભાસન, (૫) યોગમુદ્રા (૬) કર્માસન (૭) પશ્ચિમમોન્તાન આસન (૮) અપાનમુદ્રા (૯) ઉડ્ડીયાનબન્ધ (૧૦) નોલ ક્રિયા (૧૧) કપાલભાતિ પ્રાણાયમ (૧૨) ધનુરાસન (૧૩) સુપ્તવજ્રાસન.

૧. અર્દ્ધમત્સેન્દ્રાસન :

યોગી ગોરખનાથના ગુરુસ્વામી મત્સ્યેન્દ્રનાથ આ આસનમાં બેસતા હતા. જોકે આ એક દુષ્કર આસન છે. આ માટે આને સરળ કરીને

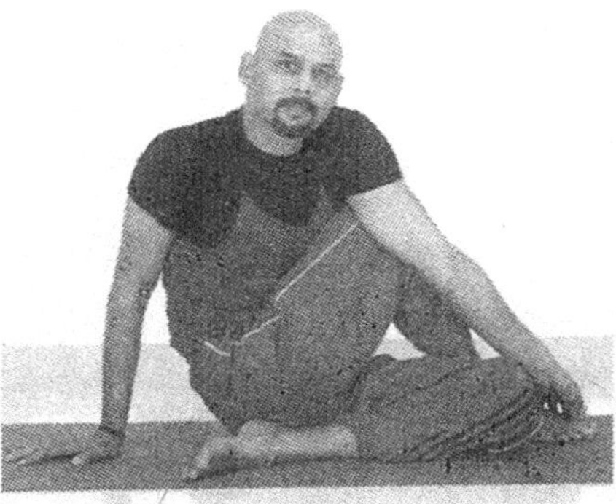

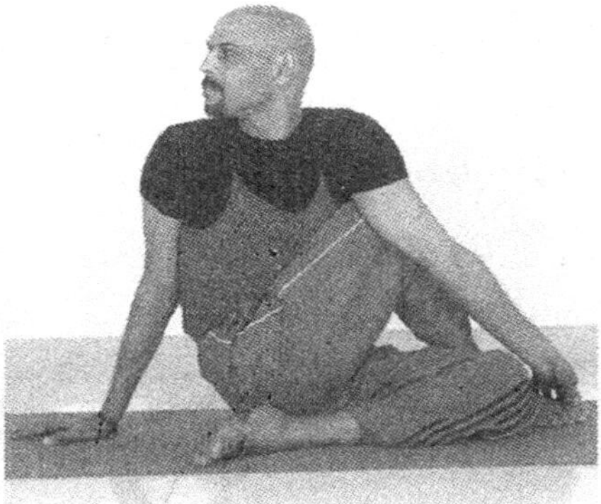

અર્ધ મત્સ્યેન્દ્રાસનનું નામ આપવામાં આવ્યું છે.

વિધિ :

જમીન ઉપર બેસીને ડાબા પગની પાનીને જમણી બાજુએ લાવીને નિતમ્બની પાસે આ પ્રમાણે સ્થાપિત કરો કે પાનીનો ભાગ આપણા નિતમ્બને અડકે. એના પછી જમણા પગને ડાબા પગના ઢીંચણ પાસે જમીન ઉપર પગના

પંજાને ગોઠવીને મૂકો. પછી સમ્પૂર્ણ ડાબી ભૂજાને વક્ષસ્થળની પાસે લાવીને કાંખના હિસ્સાનો જમણા પગના ઢીંચણની નીચે સાથળની ઉપર સ્થાપિત કરો. તેના પછી જમણા હાથને પાછળની બાજુએથી કમરને લપેટીને નાભિને અડકવાનો પ્રયાસ કરો, મેરૂદંડને પોતાના અવલંબ ઉપર સંપૂર્ણ વાળી દો. જેથી બંને ખભા એક જ રેખામાં થઈ જાય. જેટલો વધારે તમે વળાંક આપશો તેટલો વધારે લાભ થશે. થોડોક સમય આ જ અવસ્થામાં રોકાઓ. ન રોકાવી શકવાની અવસ્થામાં આસનને છોડો. અને આ જ પ્રમાણે આ આસનને બીજી તરફથી પગ અને હાથને બદલીને કરો. બંને બાજુએથી ઓછામાં ઓછા ૨-૨ વખત અવશ્ય કરો. શ્વાસની ગતિ સામાન્ય રહેશે.

લાભ અને પ્રભાવ :

આ આસનમાં મેરૂદંડને તેની ધરીના ઉપર જમણે અને ડાબો વાળીએ છીએ જેનાથી સ્નાયુમંડળ અધિકાધિક પ્રભાવિત થાય છે. આ આસનને કરવાથી પ્રાણ અને અપાનની એકતા થાય છે. આ આસન મેરૂદંડને લચીલું અને મજબૂત બનાવે છે. આ આસન કમર, ખભો હાથ અને પીઠની માંસપેશીઓને મજબૂત બનાવે છે. આ આસન મધુપ્રમેહના રોગીઓ માટે રામબાણનું કામ કરે છે. આ પેનક્રિયાજ ગ્લેન્ડને ઉત્તેજિત કરે છે. ફેફસાં અને હૃદયને આ આસનથી શક્તિ મળે છે. આ આસન બ્રહ્મચર્યપાલનમાં મદદરૂપ થાય છે.

સાવધાનીઓ :

અલ્સર, હાર્નિયા, સાઇટિક, ગર્ભવતી સ્ત્રીઓ અને સ્લિપ-ડિસ્કના દર્દીઓએ આનો અભ્યાસ ન કરવો. આ આસનને લગાવવામાં પ્રથમ પતંગિયાના આસનનો અભ્યાસ જરૂરથી કરવો. જેનાથી આપણી માંસપેશીઓમાં ખેંચાણ નહીં આવે.

૨. શલભાસન :

આપણા યોગીઓએ આ આસનનું નામ 'શલભાસન' એટલા માટે રાખ્યું છે કે આ આસનને કરતી વખતે આપણા શરીરની આકૃતિ 'શલભ' અર્થાત્ ટિડ્ડીની જેમ થઈ જાય છે.

વિધિ :

જમીન ઉપર પેટના ભાગે સૂઈ જાઓ. બંને હાથને આપણી સાથળની

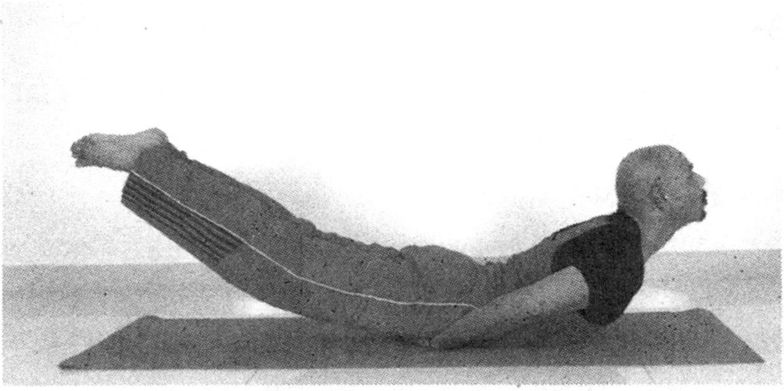

નીચે મૂકો. આપણી દાઢી જમીનને સ્પર્શ કરે અને બંને પગના પંજા ખેંચીને પરસ્પર એકબીજાથી મેળવો. તેના પછી શ્વાસ અંદરની બાજુએ ભરીને કમરનો ઉપરી અને નીચલા ભાગને ઉઠાવીને સાથે-સાથે આપણા ખભા, ડોક અને માથાને પણ ઉઠાવો. આપણા શરીરનો સંપૂર્ણ ભાર આપણા હાથ ઉપર હશે. આપણે આ પ્રયાસ કરીશું કે આપણી સાથળ વધુમાં વધુ ઉપર રહે. જેટલા સમય સુધી સહેલાઈપૂર્વક શ્વાસ રોકીને આ આસનમાં રોકાઈ શકો છો. પછી ધીમે-ધીમે શ્વાસ છોડીને જમીન ઉપર પાછા આવો. આ આસનનું એક ચક્ર પૂર્ણ થયું. આ આસનને ઓછામાં ઓછા ૩થી ૫ વખત અભ્યાસ કરો.

લાભ અને પ્રભાવ :

આ આસનના અભ્યાસથી આપણી નાભિ સ્વતઃ આપણા સ્થાન પર બની રહેશે. જેનાથી નાભિ ખસકવાના દોષથી બચીએ છીએ. આપણી છાતી, ખભા પહોળી અને બલિષ્ઠ થઈ જાય છે. આ આસન પાચનતંત્રને મજબૂત બનાવે છે. આપણા લોઅર-બૈકને મજબૂત બનાવે છે. સ્ત્રીઓના માસિક ધર્મના દોષ ગર્ભાશયના દોષ અને ગર્ભાધારણમાં મદદરૂપ થાય છે. આંતરડાં ગુદા અને પેનક્રિયાજ ગ્લેન્ડને સક્રિય કરે છે. વીર્યદોષ જેવા વિકાર દૂર થાય છે.

સાવધાનીઓ :

હૃદયરોગી, ઉચ્ચરક્તચાપ, અલ્સર, તથા હાર્નિયાના દર્દીઓએ આનો અભ્યાસ ન કરવો.

વિશેષ :

આ યોગની ક્રિયા થોડી કઠિન છે. આનો અભ્યાસ કરતી વખતે ઉતાવળ ન કરવી.

૩. ઉડ્ડીયાન બંધ :

પદ્માસન અથવા સુખાસનમાં બેસીને સંપૂર્ણ શ્વાસ બહાર કાઢી દો, પછી પેટને અંદર પિચકાવીને ઉપરની બાજુએ ખેંચો. નાભિ તથા પેટ-પીઠની બાજુએ દબાવો, આ પ્રમાણે પેટના સ્થાન ઉપર ખાડા જેવું દેખાવા લાગશે. આને કહેવાય છે કે ઉડ્ડીયાન બંધ.

લાભ :

આ મધુપ્રમેહમાં તો રામબાણનું કાર્ય કરે છે અને આ કરવાથી સાધકને ચિરયૌવન પ્રાપ્ત થાય છે. કબજિયાત દૂર થાય છે અને ભૂખ કકડીને લાગે છે. આ બંધથી અભ્યાસીઓની ફાંદ નથી નીકળતી. છાતી પહોળી થાય છે.

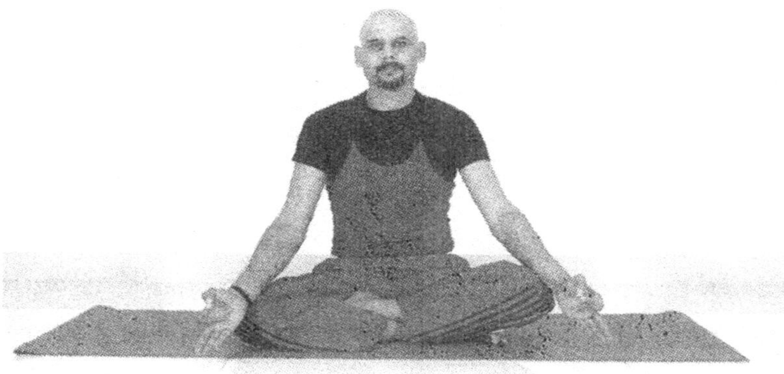

વિશેષ :

અલ્સર, હાર્નિયા, હાર્ટના દર્દીઓ અને હાઈ બ્લડ પ્રેશરના રોગીઓ માટે શલભાસન અને ઉડ્ડીપાયન બંધ કરવાની મનાઈ છે.

યોગાભ્યાસ દ્વારા શરીરની શક્તિ, સામર્થ્ય, લચક તથા ઉંમર વધે છે. આ પ્રમાણે ઉપરોક્ત આપેલાં આસનો અને પ્રાણાયામનો જો કોઈ સાધક નિયમિત અભ્યાસ કરે તો નિસંદેહ આ રોગથી મુક્ત થઈ શકે છે.

❑

યોગના પ્રભાવથી ઉનાળાના તાપથી મુક્તિ

વાતાવરણ પરિવર્તનનો સૌથી વધારે પ્રભાવ સ્વાસ્થ્ય અને ત્વચા પર થાય છે. ગ્રીષ્મઋતુમાં તીવ્ર તડકો લાગવાથી અને અત્યંત ગરમ પવનના સમ્પર્કમાં આવવાથી કોઈપણ વ્યક્તિને ઘણી જાતની તકલીફો એકી સાથે થવા લાગે છે. વાતાવરણ પરિવર્તનના સમયે ધ્યાન ન રાખીએ તો સ્વાસ્થ્ય ખરાબ થશે જ. એની સાથે જ સૌંદર્ય ઉપર પણ પ્રભાવ પડે છે.

સાધારણ શરીરમાં મેટાબેલિજમની ક્રિયા થતી રહે છે. તેનાથી ઉત્પન્ન ઉષ્માને સંતુલિત રાખવા માટે ૨૪ કલાકમાં લગભગ ૯૦૦ મિલી. પરસેવો ત્વચા દ્વારા નીકળે છે પરંતુ વધારે તડકામાં આટલો પરસેવો ફક્ત ૧ કલાકમાં જ નીકળી જાય છે, આની સાથે લવણનો અંશ ઓછો થઈ જાય છે. વધી ગયેલ ગરમીને કારણે ઊલટી, ગભરાટ, માથું દુઃખવું, મોઢું સુકાઈ જવું આંખ અને હાથ-પગમાં જલન, આખાય શરીરમાં દુઃખાવો થવો તથા કમજોરી અનુભવવી વગેરે તકલીફો થાય છે. કોલેરા, લૂ લાગવી, વારે-વારે તરસ લાગવી, અપચો, ગૂમડાં-ફોલ્લી, ઊલટી, પેચિશ જેવા રોગ પણ થઈ જાય છે.

યૌગિક ક્રિયાઓ આસનો અને પ્રાણાયામનો અભ્યાસ કરવામાં આવે તો રોગોની આશંકાઓ ઓછી થઈ જાય છે. આ વાતાવરણમાં માનસિક તાણ વધી જાય છે. ઉનાળામાં મન પ્રસન્ન રાખવું જોઈએ. મગજ ઠંડું રાખવું જોઈએ. અન્યથા તમે ઉચ્ચ રક્ત-ચાપ, અનિદ્રા, અપચો વગેરે રોગોના શિકાર થઈ જશો.

૧. ॐ મંત્ર ધ્યાન વિધિ :

ધ્યાન શબ્દની ઉત્પત્તિ સંસ્કૃત વ્યાકરણના ધ્યેય ધાતુથી થઈ. જેનો અર્થ થાય છે. ચિંતન, મનન અને વિચાર કરવો.

વિધિ :

ॐ મંત્ર ધ્યાન કરવા માટે પદ્માસન કે પછી સુખાસનમાં બેસી જાઓ.

આંખો બંધ અને બંને હાથ જ્ઞાનમુદ્રામાં (તર્જની આંગળીનો અગ્રભાગ અંગૂઠાના અગ્રભાગને અડેલો) હોય છે, જ્ઞાનમુદ્રા કે પછી બંને હાથ નમસ્કારની મુદ્રામાં, આંખો ખૂલેલી, કમર, ડોક એકદમ સીધી હોવી જોઈએ. ચહેરા ઉપર શાન્તના ભાવ અને મન સ્થિર હોવું જોઈએ. શરીરની સંપૂર્ણ માંસપેશીઓને ઢીલી છોડી દો. શરીરમાં કોઈપણ પ્રકારનું હલનચલન ન કરો. અને તેના પછી લાંબા-ઊંડા શ્વાસો ભરીને ઓમનું ઉચ્ચારણ કરીને વગર રોકાયે ઓમ મંત્રનો ઉચ્ચારણ ધારા પ્રવાહથી કરતા જાઓ. પોતાનું સંપૂર્ણ ધ્યાન ઉચ્ચારણ પર જ રાખો. શરૂઆતમાં આનો અભ્યાસ ઓછામાં-ઓછા ૫ મિનિટ અને પછી ધીમે-ધીમે આ સમયને વધારીને ૨૦થી ૨૫ મિનિટ સુધી કરો.

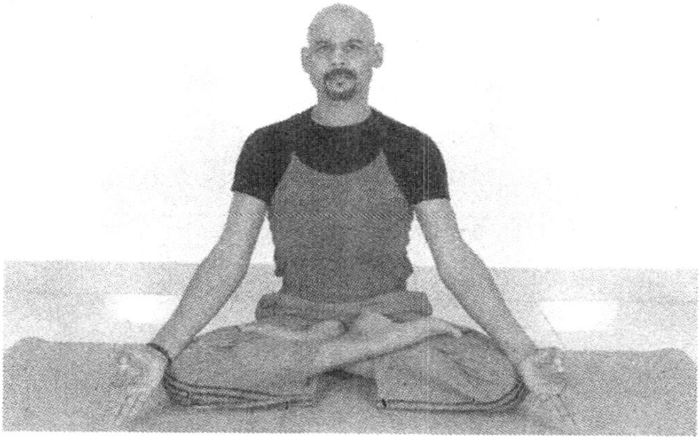

લાભ અને પ્રભાવ :

ઉચ્ચ રક્ત-ચાપ, તાણ, કબજિયાત, ગૅસ, અર્જીણ માનસિકતાણ, હૃદયરોગ, ગાંડાપણું એકલાપણું, ક્રોધને ઓછું કરે છે. તોતળાવવું, હકલાવવું જેવા રોગો આ મંત્રના ઉચ્ચારણથી ધીમે-ધીમે ઠીક થવા લાગે છે. આમાં ધ્યાનથી વિચારોને રોકીને મગજને પૂર્ણ વિરામ આપવામાં આવે છે. આમાં સંસારથી નહીં પરંતુ સ્વયંથી સાક્ષાત્કાર થાય છે. જ્ઞાનનો ઉદય થાય છે, મંત્રોની લય-બદ્ધતા તમારા અલૌકિક આભા મંડળને વિકસિત કરે છે. ઓમ પરમ-પિતા પરમેશ્વરનું સર્વોત્તમ નામ છે. આના ઉચ્ચારણથી આપણે બ્રહ્મા-વિષ્ણુ અને મહેશનું આહવાન કરીએ છીએ અને એમના ગુણોને આપણી અંદર ધારણ કરીએ છીએ. આપણે વર્તમાનમાં જીવવા લાગીએ છીએ.

વિશેષ :

જ્યારે ધીમે-ધીમે તમે આંખ ખોલીને આ ધ્યાનને કરવામાં અભ્યસ્ત થઈ જાઓ તો પછી આંખો બંધ કરી હાથોને જ્ઞાનમુદ્રામાં રાખીને આ મંત્રનો ઉચ્ચાર કરી મનમાંને મનમાં અનાહદ નાદ સાંભળવાનો પ્રયાસ કરો.

૨. એકપગ પવન મુક્તાસન :

આ આસનના અભ્યાસથી 'અપાનવાયુ'ને શરીરથી બહાર કાઢવામાં આવે છે. આ માટે આને 'સુપ્ત પવન મુક્તાસન' કહેવામાં આવે છે. અર્થાત્ પવનને શરીરથી મુક્ત કરવું કહેવાય છે. 'સુપ્ત પવન મુક્તાસન'.

વિધિ :

પીઠના ભાગે સાંષ્ટાંગ થઈને સૂઈ જાઓ, બંને પગને સામેની તરફ છૂટા કરો. તેના પછી જમણા પગને સીધો ઉપરની બાજુએ ઉઠાવો અને ઊઠેલા જમણા પગને ઢીંચણેથી વાળી લો અને હાથની દસે આંગળીઓને પરસ્પર ઈન્ટરલોક કરીને વાળેલા ઢીંચણને પકડો, આના પછી ઢીંચણને

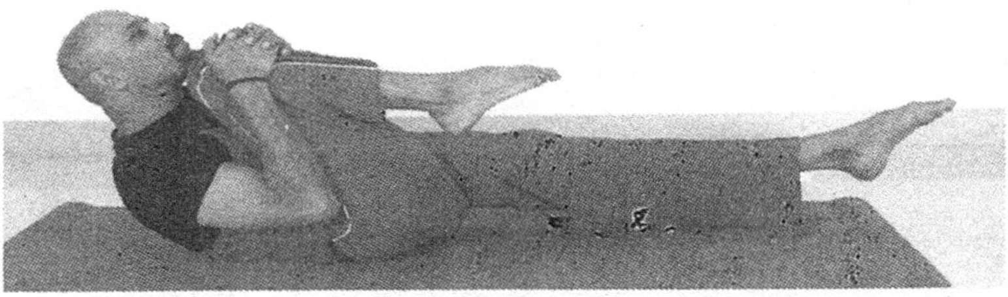

નીચેની બાજુએ દબાવીને છાતીથી લગાવો અને પછી ડોકને ઉપર ઉઠાવીને દાઢીને ઢીંચણથી લગાવો.

ધ્યાન રાખો કે આપણો ડાબો પગ જમીનથી થોડોક ઊંચો રહેશે. જેટલીવાર શ્વાસ રોકીને સરળતાપૂર્વક આ સ્થિતિમાં રોકાઈ શકો છો રોકાઓ. અને પછી આસનને સમાપ્ત કરતાં પહેલાં ડોક અને પછી માથાને જમીનથી લગાવો અને આ જ પ્રમાણે આ આસનને પગ અને હાથની સ્થિતિ બદલીને અભ્યાસ કરો. આ આસનને બંને તરફથી ૩-૩ વખત અવશ્ય કરો.

લાભ :

ઉદરનો વાયુ દૂર થાય છે. પેટ હળવું થાય છે. કબજિયાત દૂર થાય છે. પેટની ચરબી અને સ્થૂળતા દૂર થાય છે. આંતરડામાં રોકાયેલી હવા ગુદા માર્ગે ઝડપથી બહાર નીકળી જાય છે. આના અભ્યાસથી ઢીંચણનો દુઃખાવો, ગઠિયા (વા) રોગ પણ દૂર થાય છ. આ આસન ફેફસાં અને હૃદયના વિકારોને દૂર કરે છે. પ્રસવના પછી જો બે મહિના સુધી સ્ત્રીઓ આ આસનનો અભ્યાસ નિયમિત કરે તો સ્ત્રીઆનો પેટ નહીં નીકળે.

સાવધાનીઓ :

જે લોકો ઉચ્ચ રક્ત-ચાપ, હૃદયરોગ, કમરનો દુઃખાવો અને ડોકના દુઃખાવાથી પીડિત છે તેણે આનો અભ્યાસ ન કરવો. જ્યારે તમે આ આસનનો અભ્યાસ એક પગથી કરવામાં અભ્યસ્થ થઈ જાઓ તો બંને પગોને એકી સાથે રાખીને પણ આનો અભ્યાસ કરી શકાય છે.

૩. શશાંક આસન :

શશાંક એટલે કે સસલાની જેમ થઈ જાય છે. આ માટે આનું નામ શશાંકાસન રાખ્યું છે.

વિધિ :

સૌપ્રથમ જમીન ઉપર વજ્રાસનની અવસ્થામાં બેસી જાઓ અને પછી લાંબા ઊંડા શ્વાસ લો અને સાથે-સાથે બંને હાથને ઉપર ઉઠાવીને ઉપરની

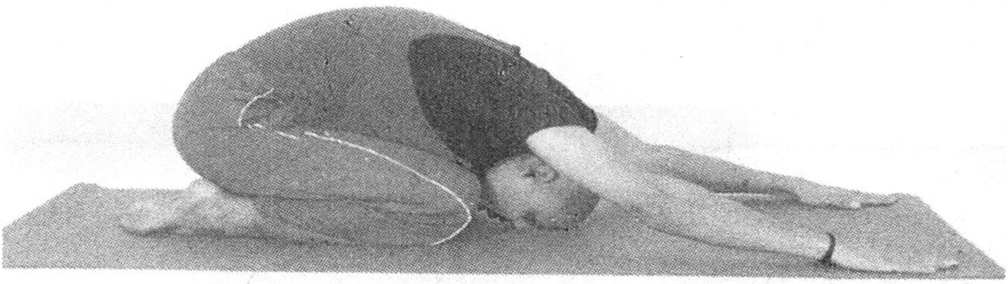

બાજુએ ખેંચો. ધ્યાન રાખો હથેળીઓ ખૂલેલી અને સામેની બાજુએ હોવી જોઈએ. હવે શ્વાસને બહાર કાઢીને કમર સુધીના ભાગને નીચે વાળીને આપણા બંને હાથની હથેળીઓ જમીન ઉપર મૂકો. પછી માથું જમીન ઉપર લાવો. આપણા શ્વાસની ગતિ વળેલા રહેવા પર સામાન્ય હશે. આપણી ક્ષમતાનુસાર અને સમયાનુસાર આ આસનમાં રોકાઓ અને પછી ધીમે-ધીમે હાથોને ઉપર લઈ જઈ ઉપર આવો. આ આસનનું એક ચક્ર થયું. આ આસનને પાંચ વખત અવશ્ય કરો.

લાભ અને પ્રભાવ :

આ આસનના અભ્યાસથી આપણું મન શાંત થાય છે. એકાગ્રતા, દૃઢ નિશ્ચય, ક્રોધ ઉપર નિયંત્રણ, માનસિક સન્તુલન, બુદ્ધિનો વિકાસ અને દૃષ્ટિકોણ સકારાત્મક થાય છે. આનાથી દમ, હૃદયરોગ, ફેફસાં રોગ અને શ્વાસ સંબંધિત વિકાર દૂર થાય છે. આ આસન મેરૂદંડના માટે ખૂબ જ લાભપ્રદ હોય છે. ચહેરા ઉપર લાલીમા, કાન્તિ અને તેજ વધે છે. સ્ત્રીઓ માટે આ આસન વિશેષરૂપથી લાભદાયક હોય છે. શશાંકાસન આપણા શરીરના સમ્પૂર્ણ અંગોના થાકને દૂર કરે છે.

સાવધાનીઓ :

સ્લિપડિસ્ક, ગર્ભવતી સ્ત્રીઓ અને વાના રોગી યોગગુરુની સલાહ વિના આ આસનનો અભ્યાસ ન કરે.

૪. ચન્દ્રભેદી પ્રાણાયામ :

પ્રાણાયામ બહિરંગ યોગના અંતર્ગત આવે છે. આસનોના સિદ્ધ થઈ જવા પર શ્વાસ-ઉચ્છ્‌વાસની ગતિઓનું વિચ્છેદ કરી દેવું જ પ્રાણાયામ કહેવામાં આવે છે. ચન્દ્રભેદી પ્રાણાયામથી ઈડા નાડી શુદ્ધ થાય છે.

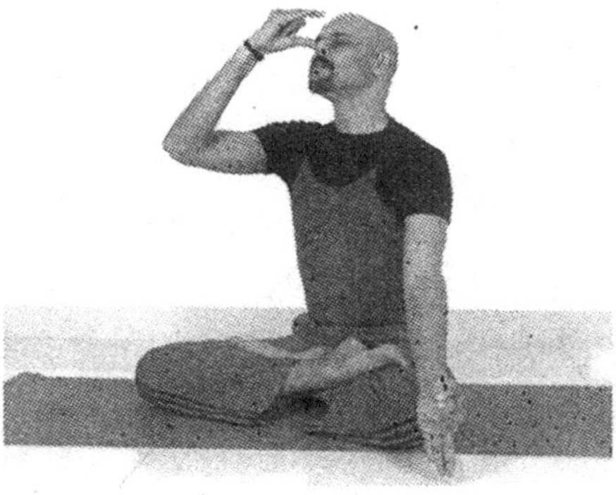

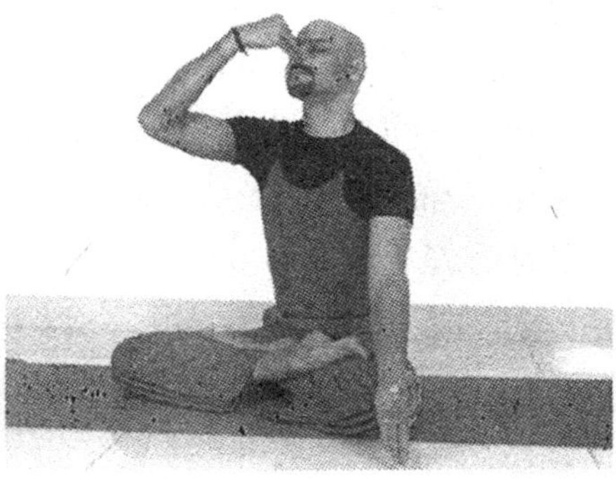

વિધિ :

જમીન ઉપર પદ્માસન, સુખાસનની મુદ્રામાં બેસી જાઓ. કમર, ડોક, કરોડરજ્જુને સીધી રાખો. જમણા હાથના અંગૂઠાથી નાસિકાના જમણા છિદ્રને દબાવી બંધ કરો અને નાસિકાના ડાબા પડથી પૂરક કરો. પછી જેટલો સમય તમે સરળતાપૂર્વક શ્વાસને રોકી શકો છો, રોકો અને પછી હાથની

અનામિકા આંગળીથી ડાબા નાસિકા છિદ્રને બંધ કરો અને જમણા નાસિકા છિદ્રથી રેચક કરો. આ ચન્દ્રભેદી પ્રાણાયામનું એક ચક્ર પૂરું થયું. આના ઓછામાં ઓછાં ૧૨ ચક્રોનો અભ્યાસ કરો.

લાભ :

ચન્દ્રભેદી પ્રાણાયામથી મન શાંત થાય છે. પાચનશક્તિ સારી થાય છે. શરીર અને મસ્તિષ્કની ગરમી દૂર થાય છે. ચંદ્રભેદી પ્રાણાયમથી માથાનો દુઃખાવો, માનસિક અંશાતિ દૂર થાય છે. સાધકના વ્યવહારમાં પોઝિટિવ દૃષ્ટિકોણ વધે છે અનિદ્રા દૂર થાય છે.

વિશેષ :

આ પ્રાણાયામ નિમ્ન રક્તચાપના રોગીઓએ ન કરવું જોઈએ. શિયાળાના વાતાવરણમાં આના અભ્યાસની મનાઈ છે.

૫. શીતળી પ્રાણાયામ :

આ પ્રાણાયામ તન-મનને શીતળ કરે છે અર્થાત્ જેના અભ્યાસકાળમાં અત્યાધિક શીતળતાની અનુભૂતિ થાય તેને શીતળી પ્રાણાયામ કહેવાય છે.

વિધિ :

પદ્માસનમાં સ્થિર થઈ જાઓ. બંને હાથને બંને પગના ઢીંચણ ઉપર (જ્ઞાનમુદ્રામાં) રાખો. કમર, ડોક અને મેરૂદંડને એકદમ સીધા રાખો. ત્યારબાદ જીભને નળીની જેમ ગોળ બનાવીને અવાજની સાથે શ્વાસનો પૂરક (એટલે અંદર લો) ત્યાર પછી આંખો બંધ કરીને પોતાની ક્ષમતાનુસાર શ્વાસ રોકો અને પછી અવાજ કર્યા સિવાય બંને નાસિકાનાં છિદ્રોથી શ્વાસ બહાર કાઢો. આ પ્રાણાયામનું એક ચક્ર થયું. આનો પણ ઓછામાં ઓછો ૧૫ ચક્રનો અભ્યાસ કરો.

લાભ :

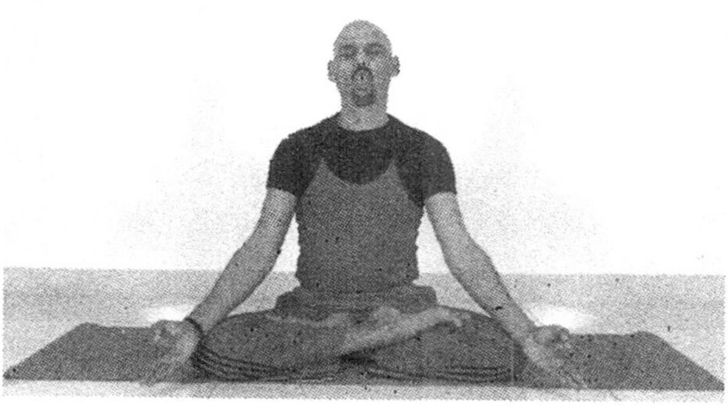

આ પ્રાણાયામના અભ્યાસથી બળ અને સૌંદર્ય વધે છે રક્ત શુદ્ધ થાય છે. ભૂખ અને તરસ ઉપર વિજય પ્રાપ્ત થાય છે. જ્વર, ખોટી ગરમી દૂર થાય છે. જળ અને અન્ન વગર રહેવાની શક્તિ પ્રાપ્ત થાય છે. આ કુંડલિની જાગરણમાં સહાયક થાય છે. ઉચ્ચ રક્તચાપ અને અમલમાં રામબાણનું કામ કરે છે.

વિશેષ :

નિમ્ન રક્તચાપના રોગી, દમના, ગળાના રોગી અને શિયાળાની ઋતુમાં આનો અભ્યાસ ન કરવો જોઈએ. યોગાભ્યાસની સાથે-સાથે જો આ વાતોનું પણ ધ્યાન રાખવામાં આવે તો આપણે ઉનાળાથી થતા રોગોથી આજીવન છુટકારો મેળવી શકીએ છીએ.

૧. ઉષાપાન (સવારે પાણી પીવું) અવશ્ય કરો. રાત્રે તાંબાના લોટામાં પાણી ભરીને ઢાંકી દો. સવારે ઊઠતાંની સાથે જ આ પાણીને જેટલું પી શકો એટલું પીઓ. એક ગ્લાસ પાણી પીવાનું શરૂ કરીને વધારેથી વધારે પાણી પીવાનું પ્રયાસ કરો. આના પછી શૌચક્રિયા કરો.

ઉષાપાનથી કબજિયાતનો નાશ થાય છે. પેટની ગરમી શાંત થાય છે. અમાશયમાં પડેલું પિત્ત શાન્ત થાય છે. સંપૂર્ણ શરીરમાં ઠંડક અને સ્ફૂર્તિ આવે છે. નેત્રની જ્યોતિ અને વાળ ખરતા તથા તૂટતા બંધ થઈ જાય છે.

૨. સ્નાન કર્યા પછી લીમડાંનાં પત્તાં ચાવો. લીમડાંમાં વિદ્યમાન જીવાણુનાશક હોય છે. જે જિગરને સ્વસ્થ અને મજબૂત બનાવે છે. ખીલ અને મુંહાસોને મૂળથી ખતમ કરે છે.

૩. નાળિયેર પાણી, લીંબુનું શરબત, દહીં અને છાસનું વધારેમાં વધારે સેવન કરો. મોંસબી, કાકડી, સકરટેટી, નારંગી, શેતૂર અને દાડમનું પણ નિયમિત સેવન કરો.

❑

અણસાર સુધ્ધાં નથી આવતો ને આવી જાય છે ઉચ્ચ રક્તચાપનો રોગ !

ઉચ્ચ રક્તચાપને જો આધુનિકતાનો અભિશાપ કહેવામાં આવે તો તેમાં અતિશયોક્તિ નથી. આ તથાકથિત પ્રગતિશીલ યુગે જ્યાં અનેક સુખ-સુવિધાઓનાં સાધનો એકત્રિત કર્યાં છે ત્યાં જ માનસિક અપ્રસન્નતા, ચિંતા, શોક, ક્રોધ વગેરેની સ્થિતિઓ પણ જન્માવી છે. જેનાથી મસ્તિષ્ક, હૃદય, આત્મા, જ્ઞાનેન્દ્રિય અને કર્મેન્દ્રિઓ પ્રભાવિત થયા વિના રહી શકતી નથી. આપણા શરીરમાં રક્તવાહિની ધમનિઓમાં જે લોહી દોડે છે તેને દોડવાની ગતિ હૃદયથી મળે છે. જે રાત-દિવસ પમ્પિંગ મશીનની જેમ કાર્ય કરીને લોહીને પમ્પ કરતું રહે છે. આને દિલનું ધડકવું (Heart Beat) કહે છે. હૃદયના દબાવથી રક્ત ધમનિઓમાં પહોંચે છે અને સંપૂર્ણ શરીરમાં ભ્રમણ કરીને ફરીથી હૃદયની પાસે આવી જાય છે. હૃદય રક્તને શુદ્ધ કરીને ફરીથી શરીરમાં ભ્રમણ માટે ધમનિઓમાં મોકલી દે છે. રક્ત ઉપર હૃદયની પમ્પિંગનું જે દબાણ પડે છે આને રક્ત-ચાપ (Blood Pressure) કહે છે. આ પ્રમાણે બ્લડપ્રેશર હોવું સ્વાભાવિક પ્રક્રિયા છે. આ કોઈ રોગ નથી પણ જ્યારે કેટલાંક કારણોથી આ દબાણ વધે છે તો ઉચ્ચરક્ત-ચાપ (High Blood Pressure) કહેવાય છે અને જો દબાણ ઓછું હોય છે તો આને નિમ્ન રક્ત-ચાપ (Law Blood Pressure) કહેવાય છે.

ઉચ્ચ રક્તચાપ જેને આજની પરિભાષામાં (High Blood Pressure) કહેવાય છે. એક અભિજાત વર્ગનો રોગ છે. જેને બુદ્ધિજીવી, વકીલ, લેખક, અધિક ધન-ધાન્યથી સંપન્ન વ્યક્તિ, ચિન્તનશીલ વૈજ્ઞાનિક, બહુરાષ્ટ્રીય કંપનીઓમાં કાર્યરત કર્મચારી અને ક્યારેક એલોપેથિક ઔષધીઓનું આંધળું અનુકરણ પણ આ રોગનું કારણ છે. ગામડાંઓ કરતાં આ રોગ શહેરોમાં વધારે જોવા મળે છે. આ રોગ, મનુષ્યના શરીરમાં ચોર દરવાજાથી પ્રવિષ્ટ

થાય છે. જેની પ્રારંભમાં મનુષ્યને જાણ થતી નથી અને આ રોગ સારી એવી રીતે પોતાનું સ્થાન જમાવી લે છે. આ માટે આ રોગને Silent Killerના નામથી ઓળખવામાં આવે છે.

ઉચ્ચ રક્ત-ચાપનાં કારણો :-

ઉચ્ચ રક્ત-ચાપ બે મુખ્ય કારણોને લીધે જોવા મળે છે.

પહેલું કારણ શારીરિક અને બીજું કારણ માનસિક છે.

શારીરિક કારણ :

(૧) રક્તવાહિની શિરાઓનો માર્ગ સાંકડો થઈ જવો.

(૨) રક્તમાં કોલેસ્ટ્રોલ (Cholestro) નામક તત્ત્વની માત્રા વધી જવી.

(૩) શરીરમાં સ્થૂળતાનું વધી જવું.

(૪) પૈતૃક પ્રભાવ

(૫) ગુદા અથવા જિગરની ખરાબી.

(૬) વધારે માંસ-દારૂનું સેવન

(૭) મસાલેદાર ભોજનનું સેવન.

માનસિક કારણ :

મનુષ્યનું મન ઘણું જ સંવેદનશીલ હોય છે. એના ઉપર જે વ્યક્તિ સ્વભાવથી ભાવુક હોય છે અને જો તેમને શક્તિ, ક્રોધ, ઈર્ષ્યા, ચિંતા કે ભયનો માનસિક આઘાત લાગે તો તેમના હૃદયની ધડકન વધી જાય છે. તો તેમના દિલ અને મગજ ઉપર દબાણ આવે છે. જેનાથી તાણ વધે છે અને બ્લડ પ્રેશર વધી જાય છે. ભૌતિકવાદી રહેણી-કરણી, આચાર-વિચાર જે નાનકડી વાતનું ટેન્શન અને ઉગ્રતા પેદા કરે છે અને ધીમે-ધીમે આપણું મસ્તિષ્ક તાણથી નબળું અને થાકવા લાગે છે. જેનું પરિણામ ઉચ્ચરક્ત-ચાપ છે.

(૧) દૂધી, ફ્લાવર, ચોળી, ધાણા, જીરૂં, ફુદીનો, કાકડી, ઘઉં, ચોખા, મગ, નાળિયેર, આદું, લસણ મધ અને મઠ્ઠો લાભકારક છે.

(૨) હાનિકારક પદાર્થોમાં દહીં, માંસ, માછલી, ગોળ, કેળાં, આઇસક્રીમ, મીઠાઈઓ, કુલ્ફી, વાસી ખોરાક, આમલી સિરકો, અથાણું, મીઠું અને ફરી ગરમ કરેલો વાસી ખોરાક છે.

(૩) નિત્ય સમય ઉપર ભ્રમણ, સમય ઉપર ભોજન, વધારે પરિશ્રમ ન કરવો, ભોજનમાં સંયમ રાખવો, અને થાક લાગવા પર કામ બંધ

કરી દેવું અતિ લાભદાયક છે.

(૪) પાચનશક્તિ સારી રાખો, શરીરમાં સ્થૂળતા ન આવવા દો.

(૫) ચિંતા ન કરતાં ચિંતન કરો. ક્રોધ, ઈર્ષ્યા, શોક વગેરે માનસિક રોગથી બચવું જોઈએ.

યોગનું રક્તચાપની મંદ અને મધ્યમ અવસ્થાઓમાં સંપૂર્ણ તથા ઉગ્ર અવસ્થામાં મહત્ત્વપૂર્ણ ચિકિત્સાના રૂપમાં કાર્ય કરે છે. આના સિવાય યોગના નિમ્નાલિખિત આસન, પ્રાણાયામ અને મુદ્રા ખૂબ જ લાભપ્રદ છે. ઉચ્ચરક્ત-ચાપ માટે;

(૧) શવાસન (૨) યોગનિદ્રા (૩) શશાંકાસન (૪) પવન મુક્તાસન (૫) પદ્માસન (૬) કૂર્માસન (૭) મકરાસન (૮) શીતલી પ્રાણાયામ (૯) ધ્યાન

૧. શવાસનની વિધિ :

શવાસન કે પછી 'શિવાસન' અર્થાત્ કલ્યાણકારી આસન છે. આ આસનમાં આપણા શરીરની આકૃતિ શબની જેવી કે પછી મરેલા વ્યક્તિ જેવી હોય છે. આ માટે આપણા યોગીઓએ આનું નામ 'શવાસન' રાખ્યું છે.

વિધિ :

આ આસનમાં પીઠના ભાગે સૂઈ જાઓ. સમસ્ત અંગ તથા માંસપેશીઓને એકદમ ઢીલી મૂકી દો. શરીરના એક-એક અવયવ તથા કોશિકાને તાણ મુક્ત કરો. ક્યાંય પણ અકડાયેલું કે તાણ ન રાખવી જોઈએ. મન અને મસ્તિષ્કને વિચારશૂન્ય કરીને ધીમે-ધીમે ઊંડા શ્વાસ લો અને છોડો, 'શ્વાસો' જેટલા ઊંડા અને શાન્ત હશે તથા શરીર જેટલું ઢીલું હશે, તેટલી જ જલ્દી તથા વધારે લાભાન્વિત થશો. શ્વાસના લેવા અને છોડવાની સાથે

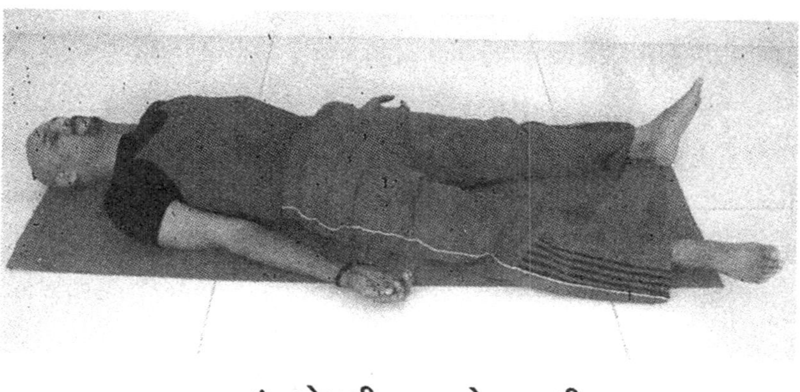

જ મનમાં એ ભાવ લાવો કે તમારું આખુંયે શરીર તાણ મુક્તિ થઈ રહ્યું છે. આ આસનનો અભ્યાસ દરરોજ ઓછામાં ઓછા ૧૦ મિનિટ સુધી અવશ્ય કરો.

લાભ અને પ્રભાવ :

આના અભ્યાસથી શિથિલ શરીરમાં નવજીવન અને નવચેતનાનો સંચાર થાય છે. શવાસનમાં સ્નાયુઓની કઠોરતા, મસ્તિષ્કની અસ્થિરતા અને અશાંતિ દૂર થાય છે, શરીર અને મનના દોષ દૂર થાય છે 'હૃદયરોગ', ઉચ્ચરક્ત-ચાપમાં રામબાણનું કામ કરે છે. દિલ, મગજ અને શ્વસન તંત્રને આરામ મળે છે. 'માનસિક' તાણ, ક્રોધ અનિદ્રા, પાગલપન વગેરેથી મુક્તિ મળે છે. શારીરિક સ્થિરતા તથા મનમાં સુખાનુભૂતિ થવાથી આ આસન પોતાની પરિભાષામાં પૂર્ણ ખરું ઊતરે છે. આ આસન નથી પરંતુ યોગ સાધનાનો એક એવો આધાર છે જેના સહારે આપણે અનંત કાળ સુધી અનવરત આનંદ-બોધયુક્ત સાધના કરી શકીએ છીએ. અનિદ્રાથી મુક્તિ મળે છે.

સાવધાનીઓ :

આ આસનનો અભ્યાસ કરતી વખતે ઊંઘવાની મનાઈ છે અને અચાનક ઊઠવાની પણ મનાઈ છે.

વિશેષ :

યોગનું આ આસન શરીર, પ્રાણ, ચિત્ત-મન બધામાં અભૂતપૂર્વ શક્તિ પૂરે છે તથા ચેતનાનો સંચાર કરે છે.

૨. શીતળી પ્રાણાયામ :

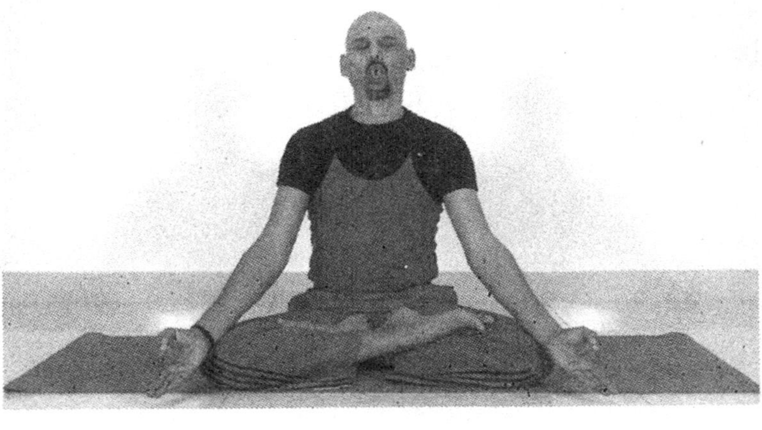

પ્રાણાયામ (ઑક્સિજન)ના વિના જીવન સંભવ નથી. શીતલી પ્રાણાયામથી તન-મન શીતળ થાય છે. આ માટે આને શીતળી પ્રાણાયામ કહેવાય છે.

વિધિ :

પદ્માસન કે સુખાસનમાં બેસી જાઓ. બંને હાથને ઢીંચણ ઉપર જ્ઞાનમુદ્રામાં રાખો, આંખો બંધ કરીને મન-સ્તિષ્કને શાન્ત કરો. જીભની બન્ને કિનારીને ઉપરની તરફ વાળીને ગોળ નળીના જેવી બનાવો અને પછી શ્વાસને તમારા મોઢાથી લો, જ્યાં સુધી તમે શ્વાસ રોકી શકો છો ત્યાં સુધી રોકો અને તેના પછી નાકનાં બંને છિદ્રોથી શ્વાસ બહાર કાઢી દો. આ એક ચક્ર સમાપ્ત થયું. આ જ પ્રમાણે આ ક્રિયાને નવા સાધકોએ ઓછામાં ઓછા ૧૦ વખત કરવી જોઈએ.

લાભ :

આ પ્રાણાયામ ઉચ્ચરક્ત-ચાપ, મનને શાન્ત અને ક્રોધને શાંત કરવામાં ખૂબ જ લાભપ્રદ છે. આને કરવાથી કબજિયાત, પેટના રોગ, ચર્મ રોગ, પેટની ગરમી તથા ગળાના રોગ પણ મટી જાય છે.

વિશેષ :

કફ પ્રકૃતિની વ્યક્તિઓના માટે આ પ્રાણાયામનો અભ્યાસ નિષેધ છે. દમ અને ટોન્સિલના રોગીઓએ આ પ્રાણાયામનો અભ્યાસ કુશળ યોગ શિક્ષકના નેતૃત્વમાં કરવો જોઈએ.

યૌગિક ચિકિત્સા પ્રણાલીમાં ખાન-પાન અને આચરણની તરફ ધ્યાન આપવાથી આપણે આજીવન આ રોગથી મુક્ત રહી શકીએ છીએ અને વક્ષાઘાત, દિલનો હુમલો, હૃદયની નબળાઈ હોવી. ગુદાના રોગોની સંભાવનાઓથી મોટા પાયે બચી શકીએ છીએ.

❑

વજ્રોલી મુદ્રા સુખમય દામ્પત્ય જીવન માટે

પ્રાચીન સમયથી આપણી સંસ્કૃતિમાં યોગને એક મહત્ત્વપૂર્ણ સ્થાન પ્રદાન કરવામાં આવ્યું છે. આપણા પ્રાચીન ઐતિહાસિક ગ્રંથોમાં આ વાત છે કે શહેરો, કસ્બાઓ અને ગામડામાં મોટા પાયા ઉપર યોગનો અભ્યાસ કરવામાં આવતો રહ્યો છે. આયુની એક નિશ્ચિત સીમા પાર કરી જવું જ વૃદ્ધાવસ્થા નથી પરંતુ શરીરના અવયવ અને આંતરિક જૈવિક ચિહ્નની શક્તિહીનતા અને શિથિલતાનું નામ વૃદ્ધાવસ્થા છે. જોકે વધતી જતી વયને રોકી શકવું કોઈપણ પ્રકારે સંભવ નથી, પરંતુ સ્વાસ્થ્ય ઉપર પડવાવાળા હાનિકારક પ્રભાવો, તનાવરહિત જીવન યોગયુક્ત દિનચર્યા અને સાત્ત્વિક તથા પૌષ્ટિક ખોરાકનું સેવન દ્વારા નથી કેવળ રોકી શકાતું પરંતુ ક્રમબદ્ધ રીતે જીવનપાવન કરીને વૃદ્ધાવસ્થાને થોડાક અંશે પાછી ફેરવીને તમને આજીવન ન કેવળ ચિરયુવા બનાવી શકાય છે બલ્કી યુવાની જેમ નીરોગી અવસ્થામાં આ સંસારથી વિદાય પણ થઈ શકાય છે.

૪૦ વર્ષની અવસ્થામાં હિન્દુસ્તાનમાં મોટેભાગે પુરુષો નિરસ, ઉદાસીન, ભૌતિકતામાં લિપ્ત અને સંકીર્ણ, પારિવારિક સંસ્કારોમાં રહીને જીવે છે. જ્યાં એક બાજુ આપણા સમાજમાં પુરુષની ફરજ બની જાય છે કે તે પોતાની ધર્મ-પત્નીને સારી ભૌતિક સુવિધાઓની સાથે-સાથે શારીરિક આનંદની અનુભૂતિ પણ કરાવે, પરંતુ ભૌતિક સુવિધાઓના સિવાય પુરુષ થોડાક અંશે પોતાની ધર્મપત્નીને શારીરિક સુખ નથી આપી શકતો. પરિણામે સ્ત્રીનું પરપુરુષ જોડે સંબંધ બાંધી લેવું અને તે સેક્સની કલ્પના કરવી જે ૧૦ વર્ષ પૂર્વે પોતાના પતિથી પ્રાપ્ત કરતી હતી.

માનવીય સંબંધોમાં જ્યારે આપણે 'કામ' જેવા શબ્દોની અવહેલના કરીએ છીએ તો ક્યાંક ને ક્યાંક ઈશ્વરની આ રચના 'નારી'ના વજૂદને નકારીએ છે. સંસર્ગનો અર્થ ફક્ત સ્ત્રી અને પુરુષના શારીરિક સંબંધ માત્ર નથી પરંતુ પોતાની રીતે આ એક ખૂબ જ કઠિન અને જટિલ પ્રક્રિયા છે. પુરુષોમાં કામનો ભાર, સમયનો અભાવ, ભવિષ્યના તરફ અનિશ્ચિતતા,

૪૦ વર્ષની અવસ્થામાં યૌન-જીવનમાં થોડીક નીરસતા આવવા લાગે છે. કામશક્તિની ઊણપને સહન કરીને પુરુષ પોતાના યૌન જીવનની ગાડીને જેમ-તેમ ચલાવે છે.

કારણ કે સફળ લગ્નજીવનનો આધાર 'ફક્ત અને ફક્ત' સારી રીતે સ્વીકાર કરેલ 'સન્તુષ્ટ સેક્સ' જ છે. યોગનાં કેટલાંક આસન મુદ્રા, પ્રાણાયામ અને આહાર મારફતે આપણે સંભોગના ચરમ સુખને પ્રાપ્ત કરી શકીએ છીએ. મહર્ષિ વાત્સ્યાયને પોતાના કામશાસ્ત્રમાં ૮૪ આસનોનું વર્ણન કર્યું છે, પરંતુ આજના વાતાવરણમાં આ આસનોને કરવું એટલું જ તર્કસંગત નથી. ડૉ. ઇલિયટે સ્વીકાર્યું છે કે "જો કોઈ સ્ત્રી આનંદપૂર્ણ યૌન ક્રિયાથી સંતુષ્ટિના ચરણબિંદુ સુધી પહોંચે છે તો તેના સૌન્દર્યમાં આશ્ચર્યજનક નિખાર આવે છે."

સંતુષ્ટ સેક્સથી પુરુષમાં પ્રોસ્ટેટ કેન્સર બ્લેડર કન્ટ્રોલ પાચનતંત્રને મજબૂત અને માનસિક તાણને દૂર કરે છે. આવો જાણીએ કે કઈ રીતે યોગની આ ક્રિયાઓ આપણને ૬૦ વર્ષ સુધી ચિરયૌવન પ્રદાન કરે છે.

૧. સૂર્યમુદ્રા વિધિ :

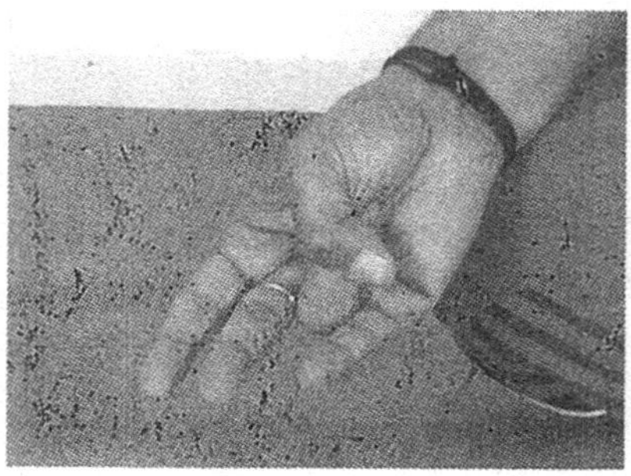

અનામિકા (ત્રીજી આંગળી, સૌથી નાની આંગળીના નજીકવાળી)ને વાળીને તેના નખના ઉપરવાળા ભાગને અંગૂઠાના મૂળથી સ્પર્શ કરો, અંગૂઠાથી તેને દબાવો, શેષ ત્રણ આંગળીઓ સીધી ઊભી રાખો, આને ઓછામાં ઓછા ૫ મિનિટ સુધી બંને હાથથી કરો.

લાભ :

આ મુદ્રાથી શરીરમાં ઊર્જાનું સંચાર થાય છે. આપણામાં સેક્સની ક્ષમતા વધી જાય છે. આના નિરન્તર અભ્યાસથી સ્થૂળતા ઘટે છે. માનસિક તાણ પણ ઓછી થાય છે.

૨. વાતાયાનાસન વિધિ :

વિશ્વ પ્રસિદ્ધ યોગગુરુ 'વાતાયાન' આ આસનને લગાવે છે આ માટે આનું નામ એમના નામ ઉપર જ 'વાતાયનાસન' રાખવામાં આવ્યું છે.

વિધિ :

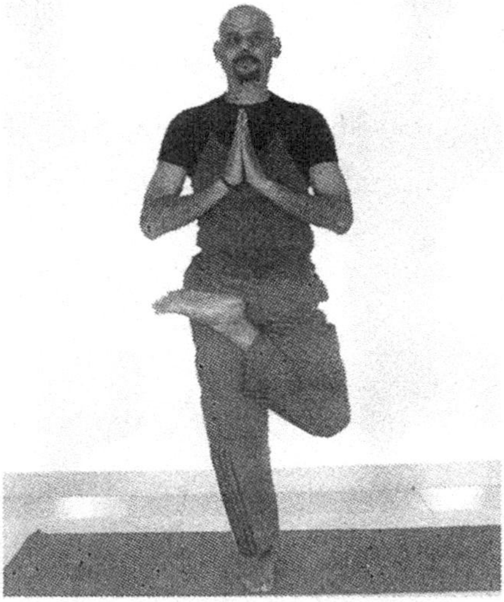

જમીન ઉપર સીધા તાડ આસનમાં ઊભા થઈ જાઓ. બંને પગના ઢીંચણ અને પંજા પરસ્પર એકબીજાને મળેલા હોવા જોઈએ. હવે ધીમે-ધીમે જમણા પગને ઢીંચણથી વાળીને એની પાનીને ડાબી સાથળ પર લગાવો. બંને હાથને પ્રણામની મુદ્રામાં રાખો. ધીમે-ધીમે વાળેલા ઢીંચણને ડાબા પગની પાનીની પાસે જમીન ઉપર મૂકો અને હવે પ્રયાસ કરો. કમર, ડોક એકદમ સીધી, શ્વાસની ગતિ સામાન્ય, દૃષ્ટિ સામેની બાજુએ. પોતાની ક્ષમતાનુસાર તમે જેટલો સમય આસાનીપૂર્વક રોકાઈ શકો છો રોકાઓ અને ન રોકાવી શકવાની અવસ્થામાં પાછા આવો. પછી બીજા પગથી પણ આ આસનનો અભ્યાસ કરો. બંને બાજુએથી પહેલાં-પહેલાં ૨-૨ વખત અભ્યાસ કરો.

લાભ અને પ્રભાવ :

આ આસનના અભ્યાસથી પગની માંસપેશીઓ દૃઢ થાય છે, સન્તુલનની શક્તિ વધે છે. આ આસન કમરનો દુ:ખાવો, ડોકનું દર્દ, હાર્નિયા અને મેરૂદંડના બધા જ રોગો દૂર કરે છે. બહુમૂત્ર અને વીર્ય વિકાર દૂર કરે છે. શીઘ્રપતનના દોષોને દૂર કરે છે. પગના વળેલા રહેવાથી લોહીનું ભ્રમણ પગમાં ઊંધું થઈ જાય છે. જેનાથી પગમાં પરસેવાની સમસ્યા અને પગ (સુન્ન) રહી જવાની સમસ્યા મૂળથી દૂર થઈ જાય છે. આ આસન મનને સ્થિર તથા એકાગ્રતા વધારવામાં પણ સહાયક થાય છે.

વિશેષ :

આ આસન યોગનાં ભારે આસનોમાંથી એક છે. અંગોને વાળતી વખતે ઉતાવળ ન કરશો. ધીરજ સાથે અભ્યાસ કરો. વાના રોગી, સ્ત્રીઓ, છોકરીઓ અને ગર્ભવતી સ્ત્રીઓ આનો અભ્યાસ ન કરે. સફળ થવા માટે કોઈ યોગી ગુરુના આધીન જ આનો અભ્યાસ કરવો.

૩. શલભાસન વિધિ :

આપણા યોગીઓએ આ આસનનું નામ 'શલભાસન' આ માટે આપ્યું છે કે આ આસનને કરતી વખતે આપણા શરીરની આકૃતિ 'શલભ' અર્થાત 'ટિડડી'ના જેવી થઈ જાય છે.

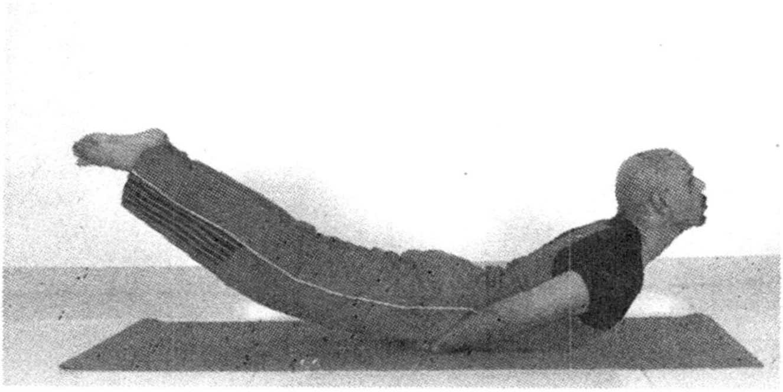

વિધિ :

જમીન ઉપર પેટના ભાગે સૂઈ જાઓ. બંને હાથને પોતાના સાથળની નીચે રાખો. આપણી ચીન કે દાઢી જમીનને સ્પર્શતી રહે. બન્ને પગના પંજા અને એડી પરસ્પર એકબીજા સાથે અડીને રહે. તેના પછી શ્વાસ અંદર ભરીને કમરના ઉપરી અને નીચલા ભાગને ઉઠાવીને સાથે-સાથે પોતાના ખભા, ડોક અને માથાને પણ ઉઠાવો.

આપણા શરીરનું સમગ્ર વજન આપણા હાથ પર હશે. આપણે આ પ્રયાસ કરીશું કે આપણા સાથળ વધારેથી વધારે ઉપર આવે. જેટલો સમય આપણે સહેલાઈપૂર્વક શ્વાસ રોકીને આ આસનમાં રોકાઈ શકીએ છીએ રોકાઈએ અને પછી ધીમે-ધીમે શ્વાસ છોડીને જમીન પર પાછા આવીએ. આ આસનનું એક ચક્રપૂર્ણ થયું. આ આસનને ઓછામાં ઓછા ૩થી ૫ વખત અભ્યાસ કરવો.

લાભ અને પ્રભાવ :

આ આસનના અભ્યાસથી આપણી નાભિ સ્વતઃ પોતાના સ્થાન ઉપર બની રહે છે. જેનાથી નાભિ ખસકવાના દોષથી બચી શકાય છે. છાતી, ખભા પહોળા અને બલિષ્ઠ થઈ જાય છે. આ આસન પાચનતંત્રને મજબૂત બનાવે છે. આપણા લોઅર-બૈકને મજબૂત બનાવે છે. સ્ત્રીઓને માસિક ધર્મના દોષ, ગર્ભાશયના દોષ અને ગર્ભધારણમાં મદદ કરે છે. આંતરડાં,

ગુદા અને પેનક્રિયાજ ગ્લેન્ડને સક્રિય કરે છે. વીર્યદોષ જેવા વિકાર દૂર કરે છે.

વિશેષ :

આ યોગનું આસન થોડુંક કઠિન છે. આનો અભ્યાસ કરતી વખતે ઉતાવળ ન કરશો.

૪. વજ્રોલી મુદ્રા :

મૂત્રત્યાગ કરતી વખતે વજ્રોલી ક્રિયામાં મૂત્રને બળપૂર્વક ઉપરની બાજુએ આકર્ષિત કરવામાં આવે છે. સુવિધાપૂર્વક આસન પર બેસી જાઓ. કમર, ડોક એકદમ સીધી, આંખો બંધ અને પછી પોતાના ધ્યાનને પોતાના સેક્સુઅલ પાર્ટ ઉપર લઈ જઈને શ્વાસ લો. અને આપણા સેક્સુઅલ પાર્ટને ઉપરની તરફ ખેંચો. જેટલો સમય તમે સુવિધાપૂર્વક રોકાઈ શકો છો રોકાઓ અને પછી શ્વાસ છોડીને પોતાના સેક્સુઅલ પાર્ટને પણ ઢીલું છોડી દો. આ વજ્રોલી મુદ્રાનું એક ચક્ર થયું. ઓછામાં ઓછા ૨૦થી ૨૫ વખત આ મુદ્રાનો અભ્યાસ કરો. જેવી રીતે અમે મૂત્રત્યાગ કરતી વખતે આપણા શિશ્નની માંસપેશીઓને ઢીલી મૂકી દઈએ છીએ પરંતુ આ મુદ્રામાં આનાથી વિપરીત આપણે સંકુચન કરીએ છીએ.

લાભ :

આ મુદ્રાથી વીર્ય પુષ્ટ થાય છે. સ્તમ્ભનની શક્તિનો એટલો વિકાસ થાય છે કે આપણે પોતાની ઇચ્છાનુસાર જ વીર્યપાત કરી શકીએ છીએ.

❑

યોગથી કરો માઈગ્રેનની ચિકિત્સા

આજની તનાવપૂર્ણ જિંદગીમાં માઈગ્રેન એક મોટી માંદગીના રૂપમાં ઊપસી રહી છે. પણ આપણને હેરાન કરવાવાળો આ રોગ અસાધ્ય (નિરૂપાય) નથી. યોગની પાસે આની ચિકિત્સાના ઉપાય છે.

આપણે જેટલા શાંત રહીશું આપણા સ્નાયુ પણ અપેક્ષાકૃત ઓછા તાણમાં રહેશે, એટલું જ વધારે આપણે શીખી શકીશું તથા આપણું કાર્ય પણ વધારે ઉત્તમ હશે. જો આપણે પોતાની જાતને અનુશાસિત નહીં કરીએ તો આપણું માનસિક સંતુલન બગડી શકે છે.

આજની દોડ-ભાગવાળી જિંદગીમાં માઈગ્રેન એક બીમારીના રૂપમાં વધી રહ્યું છે. આ માંદગીનું પ્રમુખ કારણ માનસિક તાણ છે જે આપણા રોજ-બ-રોજના ક્રિયાકલાપોથી ઉત્પન્ન થાય છે. અતઃ જો આપણે આપણી દિનચર્યાનું વિશ્લેષણ કરીએ. જીવનના પ્રત્યેક ક્ષેત્રમાં માનસિક તાણોમાં વિભિન્નતા હોય છે.

સ્ત્રીઓમાં લગભગ માઈગ્રેનની સમસ્યાઓ જોવામાં આવી છે. આનાં મુખ્ય લક્ષણ ઊલટી થવી, વારાઘડીએ ચક્કર આવવા અને દૃષ્ટિનું કમજોર થવું. ક્યારેક-ક્યારેક કોઈક કામમાં વિઘ્ન આવવાના કારણે મસ્તિષ્કના સ્નાયુઓમાં તાણ કે ખેંચ આવે છે. આ ખેંચના કારણે માઈગ્રેન એટલે કે અડધા માથામાં દુઃખાવો થવા લાગે છે. આ સમસ્યાનાં અન્ય કારણો પણ છે. જેમકે, કબજિયાત થવી, ઉચ્ચ રક્ત-ચાપ હોવું, માસિક ધર્મમાં અનિયમિતતા, પાંચનક્રિયાની સમસ્યા, ખાવા-પીવામાં અનિયમિતતા અને અયોગ્ય ભોજન, ઊંઘ પૂરી ન થવી, શક્તિથી વધારે કાર્ય કરવું. માથાના દુઃખાવાના જેટલા દર્દીઓ છે. એમાંના લગભગ ૬૦ ટકા માઈગ્રેનથી પીડિત છે અને શહેરોમાં તો આનાં દર્દીઓ વધારે જ છે.

જો આપણે સ્નાયુના તાણનો ઉપાય શોધવા ઇચ્છીએ છીએ તો આપણે માનવમનની ક્રિયાને સમજવી પડશે. ભારતીય યોગ પતંજલિના અનુસાર પાંચ મનઃસ્થિતિઓ હોય છે. ક્ષિપ્ત એટલે કે અતિ અશાંત,

મૂઢ એટલે જડ, વિક્ષિપ્ત એટલે અલ્પ એકાગ્રતા અને નિરુદ્ધ એટલે અતિચેતન અવસ્થા.

જ્યારે મન તનાવ ભાવનાત્મક અર્ન્તદ્વંદ અને ચિંતાથી વ્યગ્ર હોય છે તો આ મનઃસ્થિતિને ક્ષિપ્ત કહે છે. જે લોકો તાણના પ્રભાવથી નિષ્ક્રિય અથવા તો જડ થઈ જાય છે તેમનું મન મૂઢ સ્થિતિમાં હોય છે. પ્રત્યેક મનઃસ્થિતિ ત્રણ ગુણોમાંથી એકના પ્રભાવમાં હોય છે. ક્ષિપ્ત સ્થિતિમાં મન રજોગુણના આધીન રહે છે, જેમાં તે ગ્રસ્ત હોવા છતાં પણ નિરંતર કાર્યમાં લાગેલો રહે છે. મૂઢ સ્થિતિ તમોગુણની છે જેના પ્રભાવમાં મન કામ ક્રોધ વગેરે વાસનાઓની તરફ હોય છે. ત્રીજી સ્થિતિને વિક્ષિપ્ત કહેવામાં આવે છે. આમાં મન આંશિક રૂપથી ક્યારેક-ક્યારેક ધ્યાનસ્થ થઈ જાય છે. આ સ્થિતિઓના વચ્ચેની સ્થિતિને એક ઉદાહરણથી સમજી શકાય છે. માનો કે કોઈનો પુત્ર તેનું કહેલું માનતો નથી. જો આ ક્ષિપ્તાવસ્થામાં છે અને તમે એને નિયંત્રિત કરવાનો પ્રયાસ કરો તો વિક્ષિપ્ત સ્થિતિમાં તે સાંભળ્યું-અણસાંભળ્યું કરી શકે છે. સહજ ભાવના ક્ષણમાં તે વાત સાંભળીને તેનું પાલન પણ કરી શકે છે અથવા મનમાની પણ કરી શકે છે. ચોથી અવસ્થાને એકાગ્રતા કહેવામાં આવે છે. આ પોતાના કાર્યમાં ગહન રુચિ રાખવાવાળા લોકોમાં જોવા મળે છે. પાંચમી અવસ્થા છે નિરુદ્ધ. આ ધ્યાનમગ્નની સ્થિતિ છે. તમે એટલા મગ્ન બની જાઓ છો કે તમારી ચારે બાજુએ થવા વાળી ઘટનાઓનું પણ ધ્યાન નથી રહેતું. તમે આંતરિક આધ્યાત્મિક આનંદ પ્રાપ્ત કરો છો.

ક્યારેક-ક્યારેક નજીવા કારણ જેમ કે માનસિક તાણ થાક શરદી, જુકામ, તાવ વગેરેથી પણ માથાનો દુઃખાવો થઈ શકે છે, પરંતુ માઈગ્રેનમાં આપણા માથાના એક ભાગમાં લગાતાર દુઃખાવો થાય છે. આ ૧૦થી ૧૫ વર્ષની ઉંમરમાં શરૂ થઈ શકે છે. આનાથી છુટકારો મેળવવામાં યોગ મદદગાર સાબિત થશે. યોગના કેટલાંક આસનો પ્રતિદિન ૨૦થી ૩૦ મિનિટ સુધી કરો.

૧. ધ્યાન :

આ આસનમાં સૌપ્રથમ પદ્માસનની મુદ્રામાં બેસો. બંને હાથ જ્ઞાન મુદ્રામાં હશે. આંખો બંધ, કમર એકદમ સીધી હશે. મન એકદમ શાંત કરો અને શ્વાસ-ઉચ્છ્વાસ અને પ્રશ્વસન આસનમાં બેસી જાઓ.

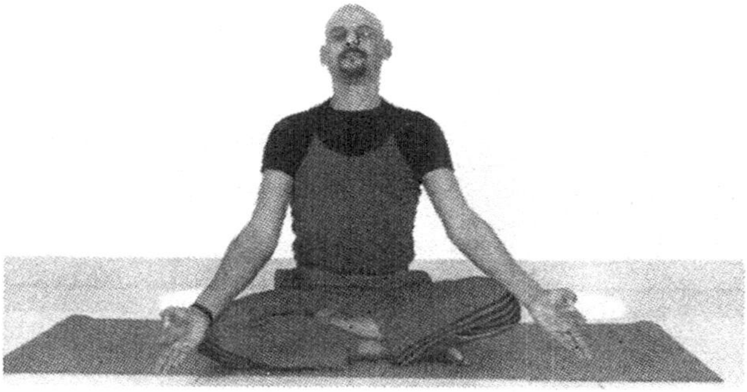

૨. ચન્દ્રભેદી પ્રાણાયામ :

પદ્માસનમાં બેસો. ડોક, કમર એકદમ સીધી રાખો. જમણા હાથના અંગૂઠાથી જમણા નાસિકા છિદ્રને બંધ કરો. પછી નાકના ડાબા છિદ્રથી શ્વાસ ભરો અને જમણા હાથની બે આંગળીઓથી નાકના ડાબા છિદ્રને બંધ કરીને જમણી બાજુએથી શ્વાસ બહાર કાઢો. આ આસનને ૧૨-૧૫ વખત કરો. (દમ, બ્રોન્કાઇટિસ) નિમ્ન રક્તચાપના દર્દીઓએ આ આસન કરવો નહીં.

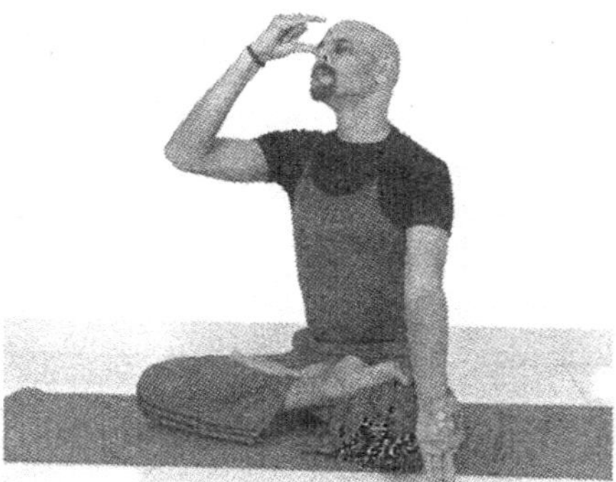

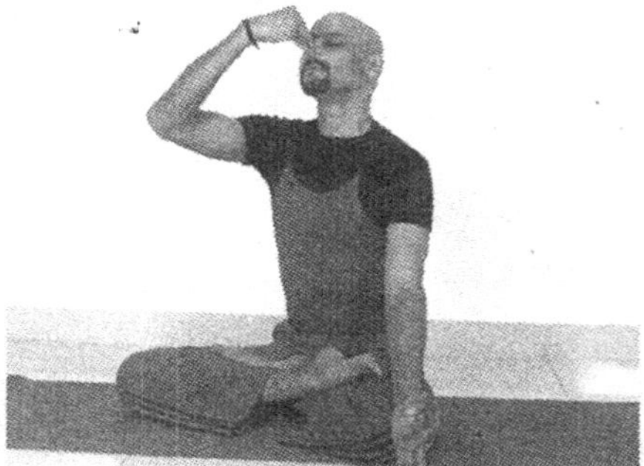

૩. સુપ્તપવનમુક્ત આસન :

આ આસનના અભ્યાસથી 'અપાનવાયુ'ને શરીરથી બહાર કાઢવામાં આવે છે, આ માટે આને 'સુપ્તપવન મુક્તાસન' કહેવામાં આવે છે. અર્થાત્ પવનને શરીરથી મુક્ત કરવું કહેવાય છે 'સુપ્તપવન મુક્તાસન.'

વિધિ :

પીઠના ભાગે ચિત્ત થઈને સૂઈ જાઓ. બંને પગને સામેની બાજુએ પહોળા કરો. ત્યારબાદ જમણા પગને સીધા ઉપરની તરફ ઉઠાવો અને

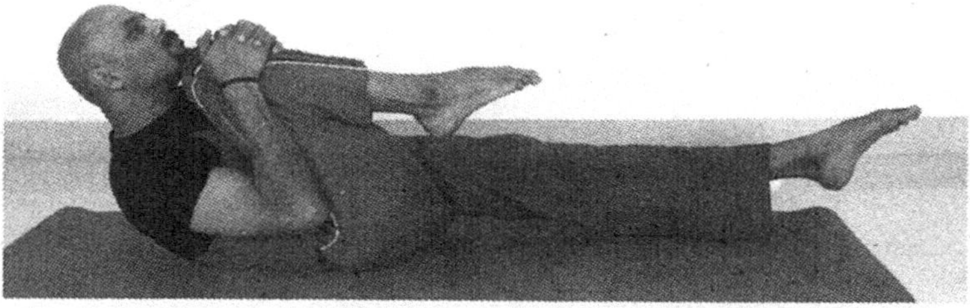

ઉપર કરેલા પગને ઢીંચણથી વાળી લો અને હાથની ૧૦ આંગળીઓને પરસ્પર ઈંટરલોક કરીને વાળેલા ઢીંચણને પકડો. પછી ઢીંચણને નીચેની તરફ દબાવીને છાતીની નજીક લાવી પછી ડોકને ઉપર લઈને પોતાના નાકને ઢીંચણથી અડાવો. ધ્યાન રાખો આપણો ડાબો પગ જમીનથી થોડો ઉપર હશે. જેટલો સમય શ્વાસ રોકીને સરળતાપૂર્વક આ સ્થિતિમાં રોકાઈ શકો છો રોકાઓ અને પછી આસનને સમાપ્ત કરીને પ્રથમ ડોક અને પછી માથું જમીન પર લાવો અને આ જ પ્રમાણે આ આસનને પગ અને હાથની સ્થિતિ બદલીને અભ્યાસ કરો. આ આસનને બંને બાજુએથી ૩-૩ વખત અવશ્ય કરો.

લાભ :

ઉદરનો વાયુ દૂર થાય છે, પેટ હલકું થાય છે, કબજિયાત દૂર થાય છે. પેટની ચરબી અને સ્થૂળતા દૂર થાય છે. આંતરડામાં રોકાયેલી વાયુ મળ દ્વારથી શીઘ્ર બહાર નીકળી જાય છે. આના અભ્યાસથી ઢીંચણનો દુઃખાવો, વાનો રોગ પણ દૂર થાય છે. આ આસન ફેફસાં અને હૃદય વિકારને દૂર કરે છે. પ્રસવના પછી જો બે મહિના સુધી સ્ત્રીઓ આ આસનનો અભ્યાસ નિયમિત કરે તો સ્ત્રીઓના પેટનો ભાગ વધતો નથી.

સાવધાનીઓ :

જે લોકો ઉચ્ચ રક્તચાપ, હૃદયરોગ, કમરનો દુઃખાવો અને ડોકના દુઃખાવાથી પીડિત છે તે આનો અભ્યાસ ન કરે. જ્યારે તમે આ આસનનો અભ્યાસ એક પગથી કરવામાં અભ્યસ્ત થઈ જાઓ તો બંને પગને એક સાથે રાખીને પણ આનો અભ્યાસ કરી શકાય છે.

૪. વજ્રાસન :

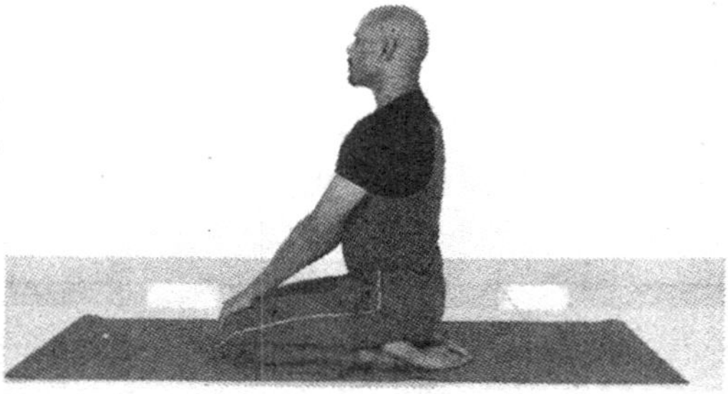

આ આસનનો સીધો પ્રભાવ આપણા શરીરની વજ્ર નાડી ઉપર પડે છે. અને આને અભ્યાસથી અભ્યાસી વજ્રના સમાન કઠોર અને સખ્ત થઈ જાય છે. આ માટે આપણા યોગીઓએ આનું નામ વજ્રાસન રાખ્યું છે. આ આસનમાં ઈસ્લામ ધર્મ અને બૌદ્ધ ધર્મના અનુયાયી પૂજા અને ધ્યાન કરે છે.

વિધિ :

બંને પગને પાછળની તરફ વાળીને ઢીંચણના વજન ઉપર બેસી જાઓ. પગના તળિયા ઉપરની બાજુએ હોવાં જોઈએ. બંને પગના અંગૂઠા એકબીજાથી મળેલા હોવા જોઈએ. એડીને એ પ્રમાણે ખોલો જેથી નિતંબ એના ઉપર ટકી શકે. બંને હાથ સાથળ પર હોવા જોઈએ. કમર, ડોકી, છાતી એકદમ સીધી હોવી જોઈએ. આપણા શ્વાસની ગતિ સામાન્ય હશે. આ આસનનો અભ્યાસ પોતાની ક્ષમતા અને સમયાનુસાર કરો. પ્રારંભમાં ઓછામાં ઓછા ૨ મિનિટ સુધી આ આસનમાં બેસો, અભ્યસ્ત થયા પછી ધીમે-ધીમે સમયને વધારી શકાય છે.

લાભ :

આના અભ્યાસથી વાત, અપચો, કબજિયાત રોગ મૂળથી સમાપ્ત થઈ જાય છે. અતિનિદ્રાવાળા માટે આ પરમ ઉપયોગી છે. વિદ્યાર્થી અથવા રાત્રે જાગીને કામ કરવાવાળા લોકો માટે આ ખૂબ જ લાભદાયક છે. આ આસનમાં નાડીનો પ્રવાહ ઊર્ધ્વગામી થઈ જાય છે. જેનાથી ભોજન શીઘ્ર પચી જાય છે. જે સ્ત્રીઓ ગર્ભવતી અવસ્થામાં આનો અભ્યાસ કરે છે તેમની નોર્મલ ડિલિવરી થાય છે. આપણા પ્રજનન તંત્રવાળા ક્ષેત્રમાં રક્તનું સંચાલન ઓછું હોવાના કારણે પુરુષોમાં અંડવૃદ્ધિ એટલે કે (હાઈડ્રોસિલ) નામક બીમારી નથી થતી.

સાવધાનિઓ :

વાના રોગી આનો અભ્યાસ ન કરે.

વિશેષ :

નવા સાધકોને પોતાના પગનાં તળિયાં એડીમાં દુઃખાવોનો આભાસ થશે. આસનને ખતમ કર્યા પછી પોતાના પગને અવશ્ય હલાવો. જેનાથી રક્તનું સંચાર પગમાં સારી રીતે થશે. આ જ એક એવું આસન છે જેને ભોજન કર્યા પછી પણ કરી શકાય છે.

૫. યોગમુદ્રા :

આ આસન કુંડલિની શક્તિને જગાડવામાં સહાયક થાય છે. કહેવાય છે કે આ આસનના અભ્યાસથી આત્મા અને પરમપિતાનું મિલન થાય છે. યોગીઓએ આને 'યોગમુદ્રા'નું નામ આપ્યું છે.

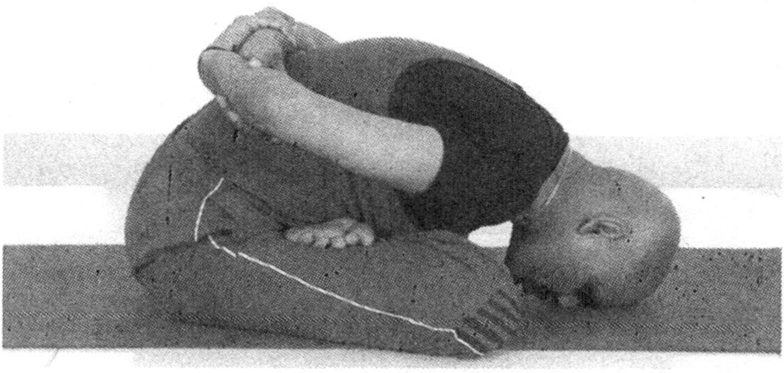

વિધિ :

જમીન ઉપર બંને પગને સીધા પહોળા કરીને બેસી જાઓ પછી જમણા પગને વાળીને ડાબા પગના સાથળ ઉપર રાખો અને ડાબા પગને વાળીને જમણા પગના સાથળ ઉપર રાખીને પદ્માસનમાં સ્થિત થઈ જાઓ. હવે જમણા હાથથી ડાબા હાથની કોણી અને ડાબા હાથથી જમણા હાથની કોણીને પકડો. ડોક, પીઠ અને કમર એકદમ સીધી હોવી જોઈએ. લાંબા-ઊંડા શ્વાસ ભરીને પછી શ્વાસને કાઢીને ધીમે-ધીમે કમર સુધીના ભાગને નમાવીને આગળની બાજુએ એટલા વળો કે આપણું માથું અને દાઢી જમીનને અડકે, નીચે વળતી વખતે શ્વાસની ગતિ સામાન્ય હોવી જોઈએ. જેટલો સમય તમે સરળતાપૂર્વક આ અવસ્થામાં રોકાઈ શકો છો. રોકાઓ અને પછી ધીમે-ધીમે પાછા આવો. આ આસનનું એક ચક્ર થયું. ઓછામાં ઓછા ૩ વખત આનો અભ્યાસ કરો.

લાભ અને પ્રભાવ :

આ આસનના અભ્યાસથી છાતી, શ્વાસ અને ગળાના બધા જ રોગ દૂર થાય છે. આનાથી ચહેરા ઉપર લાલિમા કાંતિ આવે છે. આનાથી સંપૂર્ણ શરીરને સુડોળતા, લચીલાપણું પ્રાપ્ત થાય છે. આંખોની જ્યોતિ વધે છે. માથું જમીન ઉપર લગાવવાથી આજ્ઞાચક્ર માથાની મધ્યમાં વિશેષ પ્રભાવ પડે છે. જેનાથી મનુષ્ય ધ્યાનની અવસ્થામાં આવી જાય છે. આનાથી માનસિક રોગ, તાણ, અનિદ્રા, અલાઝાઈમર અને પાર્કિન્સન જેવા રોગોથી પણ મુક્તિ મળે છે. આ આસનથી ધ્યાન, ચેતના, આનંદ, એકાગ્રતા વગેરે સહજતાથી પ્રાપ્ત કરી શકાય છે. આ આસન અપચો, કબજિયાત, પેટનો ગેસ, ડાયાબિટીસ અને સ્થૂળતાને દૂર કરે છે.

સાવધાનીઓ :

ઉચ્ચ રક્ત-ચાપ, સાઇટિકા, હૃદયરોગી અને આંખોની સમસ્યાથી ગ્રસિત લોકોને અને ગર્ભવતી સ્ત્રીઓએ આનો અભ્યાસ ન કરવો જોઈએ.

૬. શશાંક આસન :

શશાંક એટલે સસલું અથવા પછી ચન્દ્રમા. આ આસનમાં આપણા શરીરની આકૃતિ શશાંક એટલે સસલા જેવી થઈ જાય છે. આ માટે આનું નામ શશાંકાસન રાખ્યું છે.

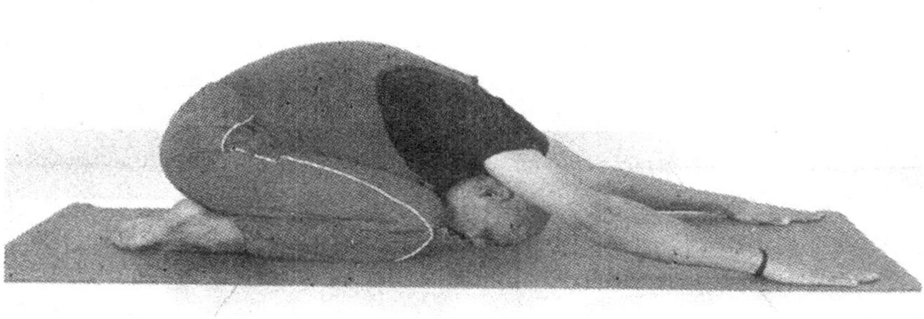

વિધિ :

સૌ પ્રથમ જમીન ઉપર વજ્રાસનની અવસ્થામાં બેસી જાઓ અને

પછી લાંબા, ઊંડા શ્વાસ લો અને સાથે-સાથે બંને હાથને ઉપરની બાજુએ ખેંચો. ધ્યાન રાખો હથેળીઓ ખૂલેલી અને સામેની બાજુએ હોવી જોઈએ. હવે શ્વાસ બહાર કાઢીને કમર સુધીના ભાગને નીચેની બાજુએ વાળતા પોતાના બંને હાથની હથેળીને જમીન ઉપર મૂકો. પછી માથાને જમીન ઉપર લાવો. આપણા શ્વાસની ગતિ વળેલી સ્થિતિમાં સામાન્ય હશે. પોતાની ક્ષમતાનુસાર અને સમયાનુસાર આ આસનમાં રોકાઓ અને પછી ધીમે-ધીમે હાથોને ઉપર લાવતા ઉપર આવો. આ આસનનું એક ચક્ર થયું. આ આસનને ૫ વખત અવશ્ય કરો.

લાભ તથા પ્રભાવ :

આ આસનના અભ્યાસથી આપણું મન શાન્ત થાય છે. એકાગ્રતા, દૃઢ, નિશ્ચય, ક્રોધ ઉપર નિયંત્રણ, માનસિક સન્તુલન બુદ્ધિનો વિકાસ અને દૃષ્ટિકોણ સકારાત્મક થાય છે. આનાથી દમ, હૃદયના રોગી, ફેફસાંનો રોગ અને શ્વાસ સંબંધિત વિકાર દૂર થાય છે. આ આસન મેરૂદંડના માટે ખૂબ જ લાભપ્રદ હોય છે. ચહેરા ઉપર લાલિમા, કાન્તિ અને તેજ વધે છે. સ્ત્રીઓ માટે આ આસન વિશેષરૂપથી લાભદાયક થાય છે. શશાંકાસન આપણા શરીરના સંપૂર્ણ અંગોના થાકને દૂર કરે છે.

સાવધાનીઓ :

સ્લિપડિસ્ક, ગર્ભવતી સ્ત્રીઓ અને વાના રોગીએ યોગગુરુની સલાહ લીધા વિના આ આસનનો અભ્યાસ ન કરે.

૭. શવાસન :

શવાસન કે પછી 'શિવાસન' અર્થાત્ કલ્યાણકારી આસન છે. આ આસનમાં આપણા શરીરની આકૃતિ શબ જેવી કે પછી મરેલી વ્યક્તિના

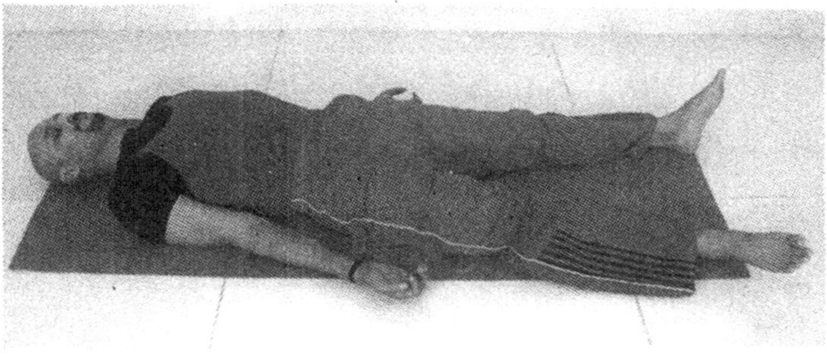

જેવી હોય છે. આ માટે આપણા યોગીઓએ આનું નામ શવાસન રાખ્યું છે.

વિધિ :

આ આસનમાં પીઠના ભાગે સૂઈ જાઓ. સમસ્ત અંગ તથા માંસપેશીઓને એકદમ ઢીલાં છોડી દો. શરીરના એક એક અવયવ તથા કોશિકાને તાણમુક્ત કરો, ક્યાં પણ ખેંચ કે તાણ ન રહેવી જોઈએ, મન અને મસ્તષ્કના વિચારને શૂન્ય કરીને ધીમે-ધીમે ઊંડા શ્વાસ લો અને છોડો. શ્વાસ જેટલા ઊંડા અને શાંત હશે તથા શરીર જેટલું ઢીલું હશે એટલું જ શીઘ્ર તથા અધિક તમે લાભન્વિત થશો. શ્વાસ લેવા કે છોડવાની સાથે મનમાં આવા ભાવ લાવો કે તમારું આખું શરીર તનાવ રહિત થઈ જાય. આ આસનનો અભ્યાસ દરરોજ ઓછામાં ઓછાં ૧૦ મિનિટ સુધી અવશ્ય કરો.

લાભ અને પ્રભાવ :

આના અભ્યાસથી જર્જર શરીરમાં નવજીવન તથા નવચેતનાનો સંચાર થાય છે. શવાસનમાં સ્નાયુઓની કઠોરતા મસ્તિષ્કની અસ્થિરતા તથા અશાન્તિ દૂર થાય છે. શરીર તથા મનના દોષ દૂર થાય છે. હૃદયરોગ, ઉચ્ચ રક્ત-ચાપમાં રામબાણનું કામ કરે છે. દિલ, મગજ, મન અને શ્વસન તંત્રને આરામ મળે છે. માનસિક તાણ ક્રોધ, અનિદ્રા, ગાંડપણ વગેરેથી મુક્તિ મળે છે. શારીરિક સ્થિરતા અને મનમાં સુખાનુભૂતિ થવાથી આ આસન પોતાની પરિભાષામાં પૂર્ણ સાચું ઊતરે છે. આ આસન નથી પરંતુ યોગ સાધનાનો એક એવો આધાર છે જેના દ્વારા આપણે અનંત કાળ સુધી અનવરત આનંદ-બોધયુક્ત સાધના કરી શકીએ છીએ. અનિદ્રાથી મુક્તિ મળે છે.

સાવધાનીઓ :

આ આસનનો અભ્યાસ કરતી વખતે ઊંઘમાં ઊંઘવાની મનાઈ છે અને અચાનક ઊઠવાની પણ મનાઈ છે.

વિશેષ :

યોગનું આ આસન શરીર, પ્રાણ, ચિત્ત તથા મન બધામાં જ અભૂતપૂર્વ શક્તિ, સ્ફૂર્તિ તથા ચેતનાનો સંચાર કરે છે.

(આ આસન બધા જ કરી શકે છે. આને અંતમાં કરો. આ અનિદ્રામાં લાભકારી હોય છે.)

ઉપરોક્ત આસનને નિયમપૂર્વક કરવાથી તમને માઈગ્રેન સિવાય માનસિક તાણથી પણ મુક્તિ મળી શકે છે. આના સિવાય સારા કાર્યક્રમોને જોવા, સમય-સમય પર અવકાશ લેવો, શાંતિપ્રદ સંગીતનો આનંદ લેવો, પ્રાતઃ તથા સાયંકાળે પ્રાકૃતિક દશ્યોનો આનંદ લેવો વગેરે સ્નાયુઓ પર શાંતિકારક પ્રભાવ નાંખે છે.

રાત્રિનું ભોજન ૮થી ૯ વાગ્યા સુધી કરી લેવું જોઈએ અને ખાવાના ઓછામાં ઓછા બે કલાક પછી ઊંઘવું જોઈએ, કારણ કે આપણા શરીરમાં ૭૦ ટકા પાણી હોય છે, જેના કારણે પાચનક્રિયા જલદીથી થઈ જાય છે.

આના સિવાય માનસિક તાણથી બહાર આવવા માટે સાધન ચતુષ્યને વિકસિત કરવાની જરૂર છે. જે વિવેક, વૈરાગ્ય, ષટ્સંપત્તિ અને મુમુક્ષત્વ છે, આપણે મુખ્યરૂપથી એમનામાંથી પ્રસંગબદ્ધ છીએ જે શમ, દમ, તિતિક્ષા, ઊપરતિ, શ્રદ્ધા અને સમાધાન આ છે. ગુણોના સમષ્ટિ રૂપ છે. આમાં મસ્તિષ્કની પ્રશાંતિ, ઇન્દ્રિયસંયમ, સમભાવ સમાહિત છે.

સાવધાનીઓ :

આસન કરવા પહેલાં કેટલાક બુનિયાદી નિયમોનું પાલન કરવું જોઈએ.

૧. ચોકલેટ, શરાબ, ચીઝ, લસ્સી, મગફળી, દહીં, માંસ, કેળાં, દ્રાક્ષ, સોયાસોસ વગેરેનું સેવન ન કરવું.

૨. આવું વિચારવું ઊચિત નથી કે સંસારનું સંપૂર્ણ ઉત્તરદાયિત્વ મારા ખભા ઉપર છે.

૩. જે કામ તમારે ફાળે છે તેને નિશ્ચયપૂર્વક મન લગાવીને કરો.

૪. કાર્યને યોજનાબદ્ધ રીતે કરો.

૫. બધું જ એકીસાથે કરવાના ખ્યાલથી ન કરો.

૬. સાચો દૃષ્ટિકોણ અપનાવો.

૭. વિશ્રાન્તિનો અભ્યાસ કરો.

તાણ, સાધારણ ઈજા, કબજિયાત અને શરાબ પીધા પછી પણ માથામાં દુઃખાવો થાય છે, આના નિવારણ અને ઉપચારના સહેલા ઉપાયો પણ છે. જેમકે -

૧. પગનાં તળિયાં ઉપર એક મિનિટ તીવ્ર પાણી છાંટવું.

૨. માથા ઉપર ઠંડા પાણીની ધારા નાંખવી.

૩. દિવસ દરમિયાન ઓછામાં ઓછા ૧૨થી ૧૪ ગ્લાસ પાણી પીવું.

૪. અઠવાડિયામાં એક દિવસ ઉપવાસ રાખવો.

૫. ગાજર, કારેલાં, નારિયેળ અને આમળાંનો રસ પીવો.

૬. સલાડ, ફણગાવેળી દાળ અને ફળ ખાવાં.

❑

યોગ અને ભોગનો મૂળ ભાવ મનની સંપૂર્ણ એકાગ્રતા

મધ્યકાલીન યુગને છોડી દઈએ તો ભારતીય સમાજે કામવિજ્ઞાનને ક્યારેય ગુપ્ત નથી રાખ્યું. હંમેશાં આ વિષય ઉપર ખુલ્લી ચર્ચાઓ કરવામાં આવી છે. 'કામ' શબ્દ પોતાની અંદર ન જાણે કેટલી એવી પીડા, ગેરસમજ વિડમ્બના, માનસિક કુંઠા જેવી અનેક માનવ ભાવનાઓ સંગ્રાહેલી છે.

વૈવાહિક જીવન સાચા અર્થમાં ત્યારે જ સફળ થઈ શકે છે જ્યારે પતિ-પત્ની તન અને મન બંનેથી સંતુષ્ટ હોય. બંનેની સંતુષ્ટિ વિના વૈવાહિક જીવનની ગાડી પાટા ઉપર રહી શકતી નથી. યોગશાસ્ત્ર એક ખૂબ જ જૂનું તથા તમારા જીવનની દરેક ક્ષણને સ્પર્શ કરે છે. યોગ અને કામશાસ્ત્ર બંને જ મનુષ્યને જીવનના આનંદની તરફ લઈ જાય છે. બંનેનો અંતિમ ઉદ્દેશ્ય પણ એક જ છે. મનુષ્યને જીવનનું સૌથી મોટું અસાધારણ સુખ અને સંતોષ આપવાં.

મનુષ્યની લગાતાર આ જ અભિલાષા હોય છે કે તેનું જીવન સુખમય, આનંદ અને ચિરયુવા બની રહે. વિશેષકર આ જોવામાં આવે છે કે વિવાહના ૮થી ૧૦ વર્ષ પછી ૩૫ વર્ષની આયુ પછી પુરુષોમાં યૌન સંબંધમાં નીરસતા આવવા લાગે છે અને તે કામશક્તિની ઊણપને સહન કરી પોતાના યૌન જીવનની ગાડીને જેમ-તેમ ચલાવીએ છીએ.. પરિણામે વૈવાહિક સંબંધનો કોમળ દોરો ધીમે-ધીમે તૂટવા લાગે છે અને સ્ત્રી શારીરિક સંબંધોની આવશ્યકતાને પર-પુરુષથી પૂર્ણ કરવા લાગે છે. આપણે થોડુંક આપણા આહાર-વિહાર, વિચાર અને યોગાભ્યાસ દ્વારા પોતાના સેક્સ સંબંધોને મધુર જ નહીં પણ પોતાની કામશક્તિને ૬૦ વર્ષની આયુ સુધી બરકરાર રાખી શકીએ છીએ.

૧. વજ્રોલી મુદ્રા :

સુખાસન કે પદ્માસનમાં બેસીને કોઈપણ ધ્યાનમુદ્રામાં બેસી જાઓ. પોતાનું સંપૂર્ણ ધ્યાન પોતાના શ્વાસ ઉપર કેન્દ્રિત કરો અને પછી લાંબા,

ઊંડા શ્વાસ ભરીને રોકી લો અને પછી પોતાના મૂત્ર માર્ગની પેશીઓને સંકોચો. (જે પ્રમાણે જ્યારે તમે મૂત્ર વિસર્જન કરતા હો તેનાથી વિપરીત આ ક્રિયાને કરો.) એટલે કે તમે તમારા પેશાબને નીકળી જવાથી રોકવા ઇચ્છો છો. જ્યાં સુધી તમે આરામપૂર્વક શ્વાસ રોકી શકો છો ત્યાં સુધી આ મુદ્રાનો અભ્યાસ કરો અને પછી ધીમે-ધીમે શ્વાસ છોડો અને સાથે-સાથે મૂત્ર યંત્રની પેશીઓને પણ ઢીલી છોડતા જાઓ. આ મુદ્રાનું એક ચક્ર થયું. પોતાની ક્ષમતા અને સમયાનુસાર ઓછામાં ઓછાં આનાં ૧૦ ચક્રોનો અભ્યાસ રોજ કરો. નવા અભ્યાસી ઇચ્છે તો આસન વિધિનો પણ અભ્યાસ કરી શકો છે. જ્યારે તમે મૂત્રનું વિસર્જન કરી રહ્યા હો તો પોતાની શિશ્નની માંસપેશીઓને અંદર તરફ સંકુચન કરો ઠીક તેનાથી વિપરીત જ્યારે તમે મૂત્ર ત્યાગ કરતા સમયે કરો છો.

લાભ :

વજ્રોલી મુદ્રા, શીઘ્રપતનની સમસ્યાને દૂર કરે છે. નપુંસકતા દૂર કરે છે. વીર્ય પુષ્ટ થાય છે અને સ્તંભન શક્તિનો એટલો વિકાસ થાય છે કે સાધક પોતાની ઇચ્છાનુસાર જ વીર્યપાત કરે છે.

૨. વાતાયનાસ :

વિશ્વ પ્રસિદ્ધ યોગગુરુ 'વાતાયન' આ આસનને લગાવે છે. આ માટે આનું નામ તેમના નામ ઉપર જ 'વાતાયનાસન' રાખવામાં આવ્યું છે.

વિધિ :

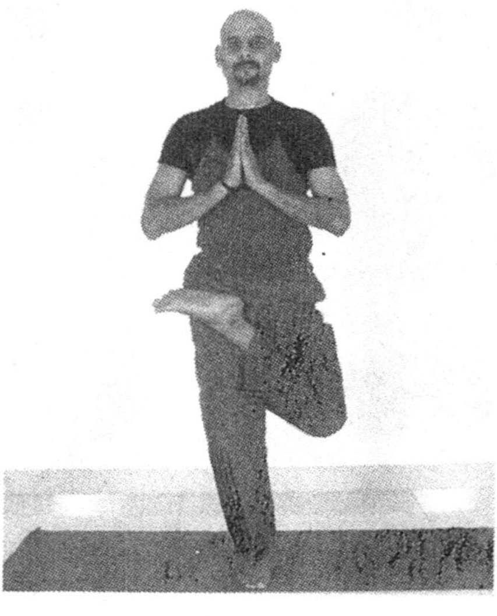

જમીન ઉપર સીધા તાડ આસનમાં ઊભા થઈ જાઓ. બંને પગના ઢીંચણ અને પંજા પરસ્પર એકબીજામાં મળેલા હોવા જોઈએ. હવે ધીમે-ધીમે જમણા પગને ઢીંચણથી વાળીને એની એડીને ડાબા પગના સાથળના મૂળસ્થાને લગાવો. બંને હાથને પ્રણામની મુદ્રામાં રાખો. ધીમે-ધીમે વળેલા ઢીંચણને ડાબા પગની એડીની નજીક જમીન ઉપર ટેકવો અને હવે પ્રયાસ કરો. કમર, ડોક એકદમ સીધી, શ્વાસની ગતિ સામાન્ય દૃષ્ટિ

સામેની બાજુએ. પોતાની ક્ષમતાનુસાર તમે જેટલો સમય સહેલાઈપૂર્વક રોકાઈ શકો છો રોકાઓ અને ન રોકાવાની અવસ્થામાં પાછા આવો અને પછી બીજા પગથી પણ આ આસનનો અભ્યાસ કરો. બંને બાજુએથી પ્રારંભમાં ૨-૨ વખત અભ્યાસ કરો.

લાભ અને પ્રભાવ :

આ આસનના અભ્યાસથી પગની માંસપેશીઓ દૃઢ થાય છે. સન્તુલનનું સામર્થ્ય વધે છે. કમરનો દુઃખાવો, ડોકનો દુઃખાવો, હર્નિયા અને મેરુદંડના બધા જ રોગ દૂર કરે છે. બહુમૂત્ર અને વીર્ય વિકાર દૂર કરે છે. આ આસન શીઘ્ર પતનના દોષોને દૂર કરે છે. પગનાં વળેલા રહેવાથી લોહીનું ભ્રમણ પગમાં ઊંધું થઈ જાય છે. જેનાથી પગમાં પરસેવો આવવાની સમસ્યા અને પગ સુન્ન થઈ જવાની સમસ્યા મૂળથી દૂર થાય છે. આ આસન મનને સ્થિરતા તથા એકાગ્રતા વધારવામાં પણ મદદરૂપ થાય છે.

વિશેષ :

આ આસન યોગના કઠિન આસનમાંનું એક છે. અંગોને વાળતી વખતે ઉતાવળ ન કરશો. ધીરજની સાથે અભ્યાસ કરો. વાના દર્દી, સ્ત્રીઓ, છોકરીઓ અને ગર્ભવતી સ્ત્રીઓ આનો અભ્યાસ ન કરે.

૩. સર્વાંગાસન :

આ આસનમાં આપણા શરીરનાં બધાં જ અંગોનો વ્યાયામ થાય છે. આ માટે આપણા યોગીઓએ આનું નામ સર્વાંગાસન રાખ્યું છે.

વિધિ :

જમીન ઉપર પીઠના ભાગે સૂઈ જાઓ. તેના પછી બંને પગને પરસ્પર જોડીને કમર સુધીના ભાગને જમીનથી ઉઠાવીને ઉપર લાઓ. ત્યાર પછી બંને હાથની મદદથી કમરને પકડી લો. પંજા ખેંચેલા, સાથળ અને પગને એકદમ સીધા રાખો. ધ્યાન રાખો સાથળ, ઢીંચણ અને પગ એકદમ લાકડી જેવા સીધા રાખવા

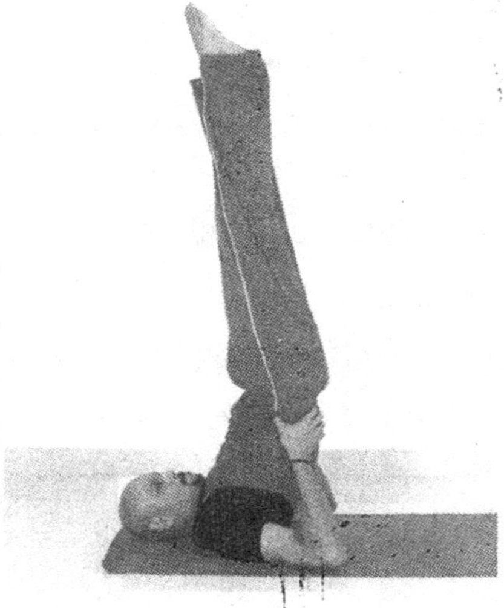

જોઈએ. દાઢી કંઠકૂપથી લાગેલી હોવી જોઈએ. આપણા પગ ૯૦ ઔંસના કોણ ઉપર સ્થિત રહેશે. શ્વાસની ગતિ સામાન્ય જેટલો સમય તમે સરળતાપૂર્વક આ આસનમાં રહી શકો છો, ન રહેવાની સ્થિતમાં હાથની મદદથી ધીમે-ધીમે સામાન્ય અવસ્થામાં પાછા આવો. ધ્યાન રાખો પાછા વળતી વખતે ઝાટકાની સાથે પાછા ન આવો. આ આસનનું એક ચક્ર થયું. આનો એક જ વખત અભ્યાસ કરો. આસન ખતમ કર્યા પછી શવાસનમાં થોડોક સમય રહેવું.

લાભ :

સર્વાંગાસન જેવું કે નામથી પ્રતીત થાય છે કે આ આસનથી આપણા શરીરનાં તમામ અંગોનો વ્યાયામ થાય છે. આ આસન રક્તની શુદ્ધિ, મસ્તિષ્ક અને હૃદય તથા ફેફસાંની પુષ્ટિના માટે ખૂબ જ ઉપયોગી છે. આ કરવાથી રક્તપ્રવાહ મસ્તિષ્ક તરફ થઈ જાય છે. જેનાથી શિરાઓને શક્તિ મળે છે. નેત્રજ્યોતિને વધારે છે. આનાથી આંખ, કાન, ગળા અને હૃદયના વિકાર દૂર થાય છે. ત્વચા રોગોને ઠીક કરે છે. આ આસન. સંગીતપ્રેમીઓ માટે પણ ઉપયોગી છે. આના નિત્ય અભ્યાસથી ગળાનો અવાજ સુરીલો થઈ જાય છે. જે લોકોના પગમાં અતિગરમી અથવા અત્યાધિક ઠંડી લાગે છે એમણે આનો અભ્યાસ જરૂરથી કરવો જોઈએ. આનાથી વાળનું સફેદ (પાકવું) થવું અને ઊતરવા જેવી માંદગીઓ દૂર થાય છે. વ્યક્તિ વૃદ્ધાવસ્થા ઉપર વિજય પ્રાપ્ત કરે છે. ચહેરો કાંતિવાન થઈ જાય છે.

સાવધાનીઓ :

ડોકનો દુઃખાવો, સ્લિપડિસ્ક, ઉચ્ચરક્ત-ચાપ, હૃદયરોગ, આંખોની નબળાઈ, રક્તની નસો અને ગર્ભવતી સ્ત્રીઓ આ આસનનો અભ્યાસ ન કરે. યોગનાં અન્ય આસનોમાં આ ભારે આસન છે. આ માટે આનો અભ્યાસ યોગગુરુના સાંનિધ્યમાં જ કરો.

૪. હલાસન :

યોગીઓએ આ આસનનું નામ 'હલાસન' એટલા માટે રાખ્યું છે કે આને કરતી સમયે, શરીરની મુદ્રા 'હળ'ના સમાન થઈ જાય છે. આ માટે એને 'હલાસન' કહેવામાં આવે છે.

વિધિ :

સૌ પ્રથમ પીઠના ભાગે સૂઈ જાઓ. બંને પગને ઢીંચણને વાળ્યા

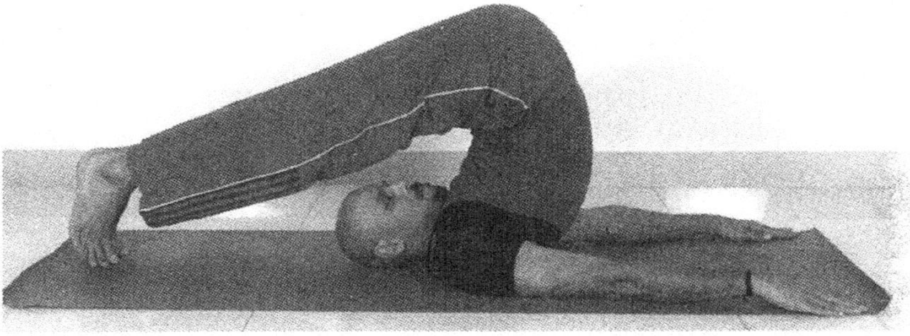

વગર એકી સાથે ઉઠાવો અને ધીમે-ધીમે તેમને એકદમ ઉપર સુધી લ
જાઓ. પછી નિતંબની સાથે કમરને પણ પગની સાથે જ ઉઠાવીને પગ
એકદમ માથાની પાછળ લઈ જાઓ. પગના અંગૂઠા તથા આંગળીઓ
જમીનને સ્પર્શ કરો. આ સંપૂર્ણ પ્રક્રિયામાં ઢીંચણ ન વળવા જોઈએ અ
આપણા શ્વાસની ગતિ સામાન્ય રહેવી જોઈએ. જેટલો સમય આપણે સરળતાપૂ
આ આસનમાં રોકાઈ શકીએ છીએ રોકાઈએ. ન રોકાઈ શકવાની અવસ્થા
ધીમે-ધીમે પગને ઉપર ઉઠાવીને સીધો કરો અને પછી જમીન ઉપર પાછ
આવી જાઓ. નવા સાધક ઓછામાં ઓછા ૧૦ સેંકડ સુધી આ આસનમ
રોકાવાનો પ્રયાસ કરો. અભ્યસ્ત થઈ જવા ઉપર ૨થી ૩ મિનિટ સુધી
પછી રોકાઈ શકો છો. આનો અભ્યાસ એક જ વખત કરવો. આસ
સમાપ્ત થયા પછી શવાસન જરૂર કરો.

લાભ તથા પ્રભાવ :

આ આસન મધુપ્રમેહ, યકૃત, પ્લીહા અને પેટના રોગના માટે અત્યં
ઉપયોગી છે. આનાથી મેરૂદંડ સબળ અને લોચદાર બને છે. વાળ માટે,
ચહેરા ઉપર લાલિમા, આંખોના રોગો માટે આ રામબાણનું કામ કરે છે.
આ આસન લાંબા સમય સુધી યુવાવસ્થાને બનાવી રાખવામાં સહાયક
છે. થાયરોઈડ, પેરા ગ્રંથિઓની કાર્યક્ષમતા વધારે છે. આ આસન દમ,
શ્વાસ સંબંધિત રોગ, ટી.બી. અને સ્ત્રીઓ સંબંધિત બધા જ રોગોમાં
લાભદાયક છે.

સાવધાનીઓ :

સ્લિપડિસ્ક, ડોકનો દુ:ખાવો, હૃદયરોગી, ઉચ્ચ રક્તચાપ, હર્નિયાના

રોગી આનો અભ્યાસ ન કરે, જોકે આ આસન થોડુંક કઠિન આસન છે. આ માટે આનો અભ્યાસ કરતી વખતે ધીરજ અવશ્ય રાખો યોગ્ય એ છે કે યોગગુરુના માર્ગદર્શન મુજબ અભ્યાસ કરો.

૫. ધનુરાસન :

આ આસનમાં આપણા શરીરની આકૃતિ ધનુ એટલે કે 'ધનુષ'ના સમાન થઈ જાય છે. આ માટે યોગીઓએ આનું નામ ધનુરાસન 'રાખ્યું' છે.

વિધિ :

પેટના ભાગે સૂઈ જાઓ અને ઢીંચણ સુધી પોતાના પગ વાળી લો. બંને હાથથી આપણા પગ પકડી લો. પગને બહારની બાજુએ ખોલીને શ્વાસના રેચન એટલે કે શ્વાસને છોડીને ઢીંચણને ઉપર ઉઠાવો, શરીરને

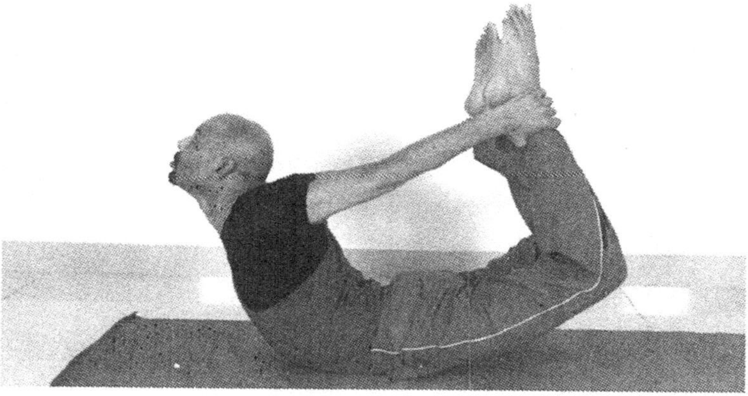

ધનુષના જેવું બનાવો. વધારેથી વધારે પોતાના શરીરને ઉપરની તરફ ખેંચો, આપણા પેટનો ભાગ જમીનને સ્પર્શે ત્યાં સુધી તમે સરળતાપૂર્વક શ્વાસ રોકીને આ આસનમાં રહી શકો ત્યાં સુધી રહો ન રોકાઈ શકવા પર શ્વાસ કાઢતા પાછા આવો. આ રીતે આ આસનનું એક ચક્ર પૂરું થયું. ઓછામાં ઓછાં ૩થી ૫ ચક્રોનો અભ્યાસ કરો.

લાભ અને પ્રભાવ :

આ આસનના અભ્યાસથી કબજિયાત, અપચો, ગૅસ અને અજીર્ણની ફરિયાદ દૂર થઈ જાય છે. આના અભ્યાસથી કમર પાતળી અને છાતી પહોળી થાય છે. આનાથી આપણું ગળું, ભુજાઓ અને ખભાના વ્યાયામ સારી રીતે થાય છે. શ્વાસ સંબંધી રોગોમાં રામબાણનું કામ કરે છે. આ

આસન આપણા હૃદયને સબળ બનાવે છે. સ્ત્રીઓમાં માસિક ધર્મ, ગર્ભાશયના વિકાર અને વાંઝણાપણું જેવા રોગોને પણ દૂર કરે છે. આપણા લિવર અને પેનક્રિયાજ ગ્લેન્ડની મસાજ કરે છે. આપણી કમરની ૩૩ વર્ટ્રિવા (એટલે કે મણકા)નો મસાજ કરે છે.

સાવધાનીઓ :

હૃદયરોગી, ઉચ્ચ રક્ત-ચાપ, અલ્સર, હર્નિયા અને ગર્ભવતી સ્ત્રીઓ આનો અભ્યાસ ન કરે.

સેક્સ શક્તિમાં વૃદ્ધિ ખાન-પાન દ્વારા :

૧. કાચા શ્રીફળનું પાણી પીવું. એ શુક્રાણુઓની સંખ્યામાં વૃદ્ધિ કરે છે.

૨. પ્રતિદિન એક કેળાં ને દૂધમાં ફીણીને ખાવું જોઈએ.

૩. ફણગાવેલા ઘઉંનું પ્રતિદિન સેવન કરવું.

૪. નાશપતી ખાઓ કારણ કે આમાં વિટમિન ઈ હોય છે. જે પ્રેમ અને સેક્સમાં નવો જોશ ઉત્પન્ન કરે છે.

૫. સી ફૂડ ખાવો કારણ કે આમાં આયોડિન ભરપૂર માત્રમાં હોય છે. જે સેક્સડ્રાઇવને વધારે સારું બનાવવામાં સક્ષમ છે.

૬. બ્રોકોલી અને ફ્લાવરમાં સેલેનિયમ નામક તત્ત્વ હોય છે. જે સેક્સ શક્તિ વધારવાની સાથે-સાથે પ્રજનન શક્તિને વધારવામાં પણ મદદગાર સાબિત થાય છે.

૭. સુકાયેલા શિંગોડાનો લોટ ૨૦થી ૩૦ ગ્રામ દરરોજ ખાવાથી સેક્સ ડ્રાઇવ વધે છે.

૮. સહવાસના પછી ૫૦ ગ્રામ ગોળ ખાવાથી શારીરિક કમજોરી નથી આવતી.

૯. દરરોજ સવારે ખાલી પેટ ૨ સફરજન ખાઓ ઉપરથી દૂધ પીઓ. યૌન સંબંધી બધા જ રોગ દૂર થાય છે.

૧૦. ૨ કળી લસણની ખાલી પેટ દરરોજ ખાઓ કારણ કે આ પૌષ્ટિક વીર્યવર્ધક સ્નિગ્ધ તથા ગરમ હોય છે.

❑

જળ, શ્વાસ, તાળી અને હાસ્ય યોગની મદદથી અનેક રોગોથી મુક્તિ

યોગચિકિત્સાના મુખ્ય ભાગ છે - આસન, પ્રાણાયમ અને ધ્યાન. જીવનની ગાડીને પાટા ઉપર તંદુરસ્ત ચલાવવા માટે જરૂરી છે યોગ. યોગને પણ ફેશનની જેમ લોકો સ્વીકારી રહ્યા છે, પરંતુ આ પણ સત્ય છે

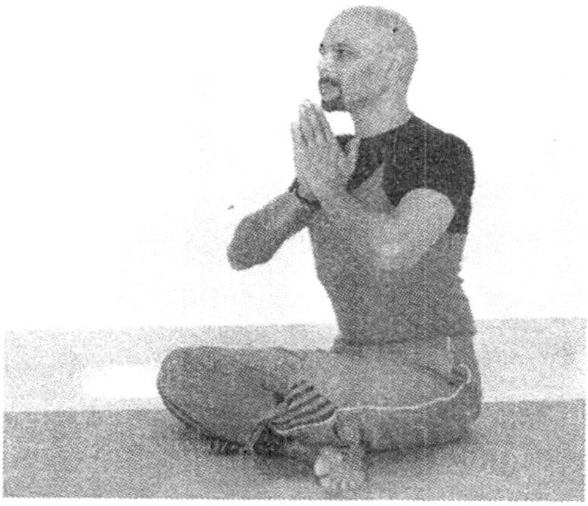

કે દોડાદોડીવાળી આ જીવનશૈલીમાં શારીરિક શ્રમ ખૂબ જ જરૂરી છે. વિશેષજ્ઞોનું કહેવું છે કે યોગને ફેશન નહીં, જીવનશૈલીનો ભાગ બનાવવો પડશે.

યોગ બાળકો, યુવા, મોટા રોગી, નીરોગી, સ્ત્રી-પુરુષ બધા માટે સમાન રૂપથી એક ચમત્કારી ઔષધિ છે. અમે તમને બતાવી રહ્યા છીએ કે કઈ રીતે જળયોગ, સ્વરયોગ, તાળીયોગ અને હાસ્યયોગ મારફતે આપણે આજીવન નીરોગી રહી શકીએ છીએ.

૧. જળયોગ :

જળયોગમાં પ્રાતઃ ઉષાપાન કરવામાં આવે છે. ઉષાકાળ આને કહેવાય છે જ્યારે સવાર પડી રહી હોય છે. રાતનો અંધકાર ઓછો થવા લાગે

છે અને આછો-આછો પ્રકાશ થવા લાગે છે. ઉષાપાન માટે રાત્રે ઊંઘતી વખતે તાંબાના લોટામાં પાણી ભરીને ઢાંકી દો. સવારે ઊંઘ પૂરી થતાંની સાથે જ આ પાણીને જેટલું પી શકાય એટલું પી લો અને ધીમે-ધીમે અભ્યસ્ત થઈ જવા પર ઓછામાં ઓછું ૧ ગ્લાસ અને વધારેથી વધારે ૫ ગ્લાસ જેટલું પીવો. પીતી વખતે બેસી જાઓ.

લાભ :

ઉષાપાન કરવાથી શૌચ બરાબર થાય છે. કબજિયાતનો નાશ થાય છે. પેટમાં રાત્રી દરમિયાન ભેગી થયેલી ગરમી શાન્ત થાય છે. સ્વાસ્થ્ય વિજ્ઞાનના અનુસાર પ્રત્યેક મનુષ્યને બધી ઋતુમાં પ્રતિદિન ૧૦થી ૧૫ ગ્લાસ પાણી પીવું જોઈએ. જળયોગથી આપણા અમાશયની સફાઈ થાય છે. પાચનતંત્રની તરફ લોહીનું ભ્રમણ વધી જાય છે. જેના કારણે પેટની પ્રતિરોધક ક્ષમતા વધી જાય છે. સંપૂર્ણ શરીરનું તાપમાન સ્થિર રાખવામાં પાણીની મુખ્ય ભૂમિકા હોય છે. રક્તના રૂપમાં પાણી જ શરીરના એક ભાગથી બીજા ભાગમાં સંચારિત થઈને જળશરીરના પિત્ત કાઢવાવાળાં અંગ ગુદા, ફેફસાં, ત્વચા અને પાચનતંત્રમાં પર્યાપ્ત સક્રિયતા બનાવી રાખે છે. પર્યાપ્ત જળપાનથી પરસેવો, પેશાબ, મળ તથા ટૉક્સિનનો નિકાલ તીવ્ર થવા લાગે છે. આયુર્વેદના અનુસાર ઉષાઃપાનને અમૃતપાન માનવામાં આવ્યું છે.

૨. સ્વરયોગ :

સ્વરયોગ એટલે કે સ્વરવિજ્ઞાન. સ્વરોદય વિજ્ઞાનનો અર્થ છે શ્વાસ-ઉચ્છ્વાસની ગતિનું જ્ઞાન. જ્યારે આપણે જમણા નાસિકારંધ્રથી શ્વાસ લઈએ છીએ તો એ કહેવાય છે. સૂર્યસ્વર અથવા પિંગલા નાડી, જ્યારે આપણે ડાબા નાસિકારંધ્રથી શ્વાસ લઈએ છીએ તો એને ચન્દ્રસ્વર અથવા ઈડા નાડી કહેવાય છે. ત્રીજી સ્થિતિ છે જ્યારે આ સ્વર બંને નાસપુટોથી ચાલે છે ત્યારે આ મધ્યસ્વર અથવા સુષ્મણા નાડી અથવા મધ્યસ્વર કહેવાય છે.

સ્વાસ્થ્ય અને સ્વરયોગ :

૧. સ્નાન કરતી વખતે જો સૂર્યસ્વર એટલે કે જમણો સ્વર ચાલી રહ્યો હોય તો જે લોકો અસ્થમા, શીત પ્રકૃતિ, જુકામ અને ઉધરસવાળા

હોય છે એના માટે આ વિધિ રામબાણનું કામ કરે છે.

૨. હંમેશાં જેમને કબજિયાત રહે છે જો તે શૌચ જતી વખતે સૂર્યસ્વરને ચલાવશે તો તો તેમની ધીમે-ધીમે વર્ષો જૂની કબજિયાત ટૂટી જશે.

૩. જ્યારે તમે જ્વરથી પીડિત હો ત્યારે એવી પરિસ્થિતિમાં ચન્દ્રસ્વર ચલાવો ધીમે-ધીમે તમારો તાવ ઊતરી જશે.

૪. ભોજન કરતી વખતે જો આપણે જમણો સ્વર ચલાવીશું તો આનાથી ભોજન પચવામાં મદદ મળે છે તથા ગૅસ, કબજિયાત જેવા રોગોથી આજીવન મુક્તિ મળે છે.

૫. જે લોકો અનિદ્રાથી પીડિત છે એ રાત્રે ઊંઘતી વખતે ડાબા પડખે ઊંઘે અને જમણા સ્વરને ચલાવવાનો અભ્યાસ કરે. તેમને થોડાક જ સમયમાં ઊંઘ આવી જશે.

૬. સ્ત્રી-પુરુષ રતિક્રિયા કરતી વખતે જો પુરુષનો સૂર્યસ્વર અને સ્ત્રીનો ચંદ્રસ્વર ચાલતો હોય તો તેમણે રતિક્રિયામાં આનંદ તો આવશે જ સાથે-સાથે સ્ત્રી ગર્ભધારણ કરવામાં પણ સક્ષમ થશે.

૭. ક્યારેક મહત્ત્વપૂર્ણ કાર્ય જેમ કે ઇન્ટરવ્યૂ, વ્યાપાર સંબંધિત કાર્યો માટે ઘરેથી નીકળતા સમયે હંમેશાં આપણો જમણો સ્વર એટલે કે સૂર્યસ્વર અને ડાબા પગને ઘરેથી સૌપ્રથમ બહાર કાઢીએ તો ઇચ્છિત કાર્ય પૂરું થશે.

૮. આજીવન નીરોગ અને સંપૂર્ણ સ્વાસ્થ્ય માટે જો મનુષ્ય રાત્રે સૂર્યસ્વર અને દિવસમાં ચન્દ્રસ્વર ચલાવે તો તે આજીવન નીરોગી રહેશે.

સ્વેચ્છાથી સ્વર બદલવાના ઉપાય :

* દોડવા અથવા કસરત કરવાથી સ્વર સ્વેચ્છાથી બદલી શકાય છે.
* જે સ્વર ચલાવા ઇચ્છતા હોય તેનાથી વિપરીત, પડખું ફેરવીને ઊંઘી જાઓ અને ઊંડા શ્વાસ લો. થોડા સમયમાં સ્વર બદલી જશે.
* સ્વચ્છ રૂની વાટી બનાવીને નાસિકા છિદ્રમાં લગાવો અને એ છિદ્રને ખુલ્લું રાખો જેને ચલાવવું છે તે સ્વર ચાલવા લાગશે.
* જે પણ સ્વર ચલાવાનો છે તેનાથી વિપરીત સ્વરને બંધ કરી દો.

૩. તાળીયોગ :

એક્યુપ્રેશર જે શિન તથા સુજોક ચિકિત્સા પદ્ધતિના અનુસાર આપણા

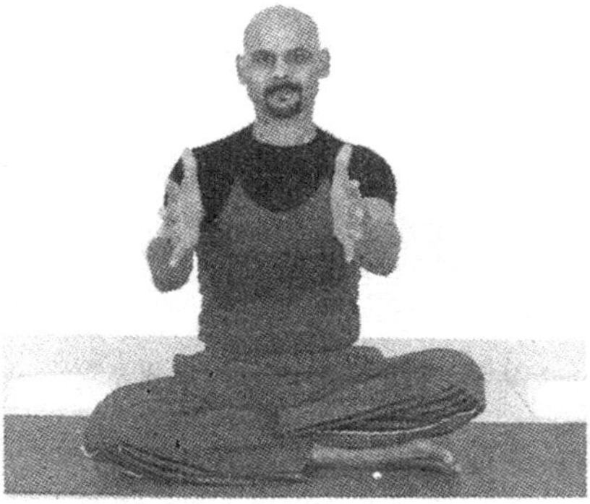

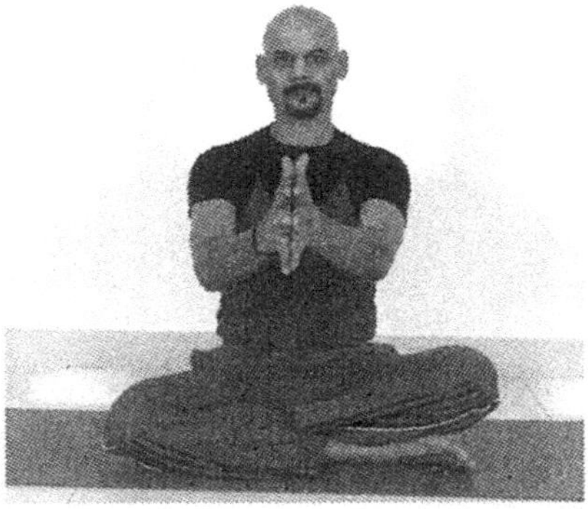

હાથમાં બધા રોગોને ઠીક કરવાનો બિન્દુ હોય છે. જેને દબાવીને રોગમાં ખૂબ જ જલદી આરામ મળે છે. તાળીયોગ આનો એક આયામ છે. ભજન કે કોઈ ગીત ગાતા સમયે તાળી વગાડવાની પરમ્પરા સદીઓથી ચાલી આવી છે. જે પ્રમાણે કોઈ સમારોહમાં દર્શકગણ તાળી વગાડીને પોતાની ખુશી પ્રકટ કરે છે. તાળી જ્યાં ખુશી વ્યક્ત કરે છે ત્યાં જ તમને સ્વસ્થ રાખવામાં પણ સક્ષમ છે.

તાળી વગાડવા માટે આપણે આપણા બંને હાથની હથેળીને જોરથી એક-બીજા ઉપર મારવાની હોય છે. આવું કરવાથી આપણી હથેળીનાં બધાં બિન્દુ સક્રિય થઈ જાય છે અને કોઈપણ પ્રકારના રોગમાંથી ધીમે-ધીમે સુધારો થવા લાગે છે. તાળીયોગનું ઉત્તમ ઉદાહરણ આપણને મંદિરમાં જોવા મળે છે. જ્યારે આપણે ત્યાં તાળીયોગનો અભ્યાસ કરીએ છીએ તો પરિણામ સ્વરૂપ વિશેષ પ્રકારની તરંગો નીકળે છે. જે સંપૂર્ણ વાતાવરણને આનન્દમય બનાવી દે છે. આપણા શરીરમાં રક્તકણોને શક્તિ મળે છે. અને આપણી પ્રતિરોધક ક્ષમતા વધી જાય છે. જે લોકો પાચનતંત્રના રોગ જેવા કે કબજિયાત, ગેસ, અપચો અને ભૂખ ન લાગવા જેવા રોગોથી પીડિત છે તો તે આ પ્રયોગ કરે. પોતાના જમણા હાથની ચાર આંગળીઓને ડાબા હાથની હથેળી ઉપર નિત્ય પ્રતિદિન પ્રાતઃકાળ ૫ મિનિટ સુધી અભ્યાસ કરો. અને આ અવશ્ય ધ્યાન રાખો કે તાળીનો અવાજ એક જ જેવો હોવો જોઈએ. થોડાક દિવસોના અભ્યાસથી તમે ધીમે-ધીમે આ રોગોથી મુક્તિ મેળવી શકો છો. કમરનો દુઃખાવો વા અને ડોકના દુઃખાવાના રોગી જો બંને હાથને પરસ્પર જોડીને જોર-જોરથી ૧૦ મિનિટ તાળીયોગનો અભ્યાસ કરે તો તેમને રોગથી મુક્તિ મળશે. પરંતુ આ ધ્યાન રાખો

હથેળી, હથેળી પર પડે અને આંગળીઓ આંગળીઓ ઉપર જ પડે, ડાક સમયના અભ્યાસ મારફતે તમે આ રોગોથી મુક્તિ, મેળવી શકો .

નિમ્ન રક્તચાપના રોગીઓના માટે તાળીયોગ રામબાણ છે. આ વિધિને વા માટે સીધા ઊભા થઈને બંને હાથને સામેથી તાળી વગાડતા નીચેથી ની તરફ લઈ જઈને ગોળાકાર ફેરવો અને ધ્યાન આ રાખવું જોઈએ આપણા હાથની દિશા નીચેથી ઉપર ગોળાકાર જ હોવી જોઈએ. આ રના અભ્યાસથી આપણું શરીર ઊર્જાવાન થઈ જાય છે અને આપણે ણા રક્તચાપને સામાન્ય કરી શકીએ છીએ. તાળી યોગથી આપણાં અને ફેફસાંને બળ મળે છે. તાળીયોગનું જ્વલંત ઉદાહરણ સંપૂર્ણ માં કિન્નર લોકો છે. જે ક્યારેય પણ હૃદયરોગ અને ઉચ્ચ રક્તચાપના ાર નથી થતા. વળી, યોગના અભ્યાસથી આપણે સ્વતઃ ધ્યાનની અવસ્થામાં વી જઈએ છીએ. પરિણામ સ્વરૂપ આપણે માનસિક તાણ, એકાગ્રતામાં રેક ચીડિયાપણું જેવા રોગોથી મુક્ત રહીએ છીએ.

હાસ્યયોગ :

મનુષ્યની આત્માની સન્તુષ્ટ, શારીરિક સ્વાસ્થ્ય અને બુદ્ધિની સ્થિરતા વાનો એક જ માપદંડ છે. તે છે ચહેરા ઉપર ખીલેલી પ્રસન્નતા, નચિત્ત માનવી અધિક સમય સુધી જીવન જીવી શકે છે. વિશ્વમાં

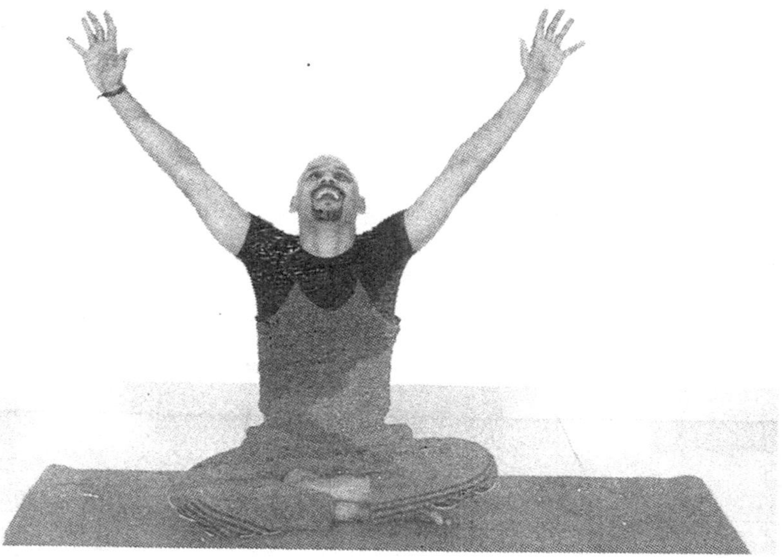

હસવા, એટલે કે હાસ્યયોગ ઇન્ટરનલ એપરોવિક્સ અથવા 'ઇનર જાગિંગ'ના નામથી પણ ઓળખાય છે. ભારતવર્ષમાં આપણા યોગીઓએ યોગમાં હાસ્યયોગના મહત્ત્વને લગભગ ૬૦૦૦ વર્ષો પહેલાં જ ઓળખી લીધો હતો. હાસ્યયોગનો આપણા શરીર તથા સ્વાસ્થ્ય ઉપર કેટલો પ્રભાવ પડ્યો છે જો લોકો એને જાણી લે તો ડૉક્ટર, વૈદ્યો અને હકીમોની ક્યારેય જરૂર જ નહીં પડે.

હસવું તંદુરસ્તી માટે ખૂબ જ સારું ટૉનિક છે. મન મૂકીને હસવાથી મનુષ્યના રક્ત સંચારની ગતિ વધી જાય છે. પાચનતંત્ર તીવ્ર કુશળતાથી કાર્ય કરે છે. આપણું 'ઇમ્યૂન સિસ્ટમ' મજબૂત થઈ જાય છે. આપણા શરીરથી દૂષિત વાયુ એટલે કે કાર્બનડાયોક્સાઇડ બહાર નીકળે છે. આપણી શ્વાસ લેવાની પ્રણાલી વ્યવસ્થિત થઈ જાય છે. સંશોધન અનુસાર હસવાથી આપણા શરીરની ૬૦૦ માંસપેશીઓની એક્સરસાઇઝ એક સાથે થઈ જાય છે.

❑

અંતે શું કરે ૧૫ કરોડ ભારતીય, કમર દુઃખાવાની અસહનીય પીડામાં ?

કમરનો દુઃખાવો એક એવી સમસ્યા છે જેનાથી અધિકાંશ લોકો પીડિત છે. સ્પાઇન સોસાયટી ઑફ ઇન્ડિયાના રિપોર્ટ અનુસાર ભારતમાં ૧૦થી ૧૫ ટકા લોકો કમરના દુઃખાવાથી સંબંધિત રોગથી પીડિત છે. આનો મતલબ એ થયો કે દેશના લગભગ ૧૫ કરોડ લોકો આ દર્દની અસહનીય પીડા સહન કરી રહ્યા છે. જ્યારે અમે ગંભીરતાપૂર્વક વિચારીએ છીએ કે ભારતીય ઋષિ-મુનિઓ અને યોગાચાર્યોએ આ ભયંકર રોગનું નિવારણ યોગ-આસનો અને પ્રાણાયામ દ્વારા હજારો વર્ષ પહેલાં જ શોધી કાઢ્યું હતું.

પ્રૌઢ તથા વૃદ્ધ અવસ્થામાં સ્ત્રી-પુરુષોને કમરના દુઃખાવાની ફરિયાદ પ્રાયઃ થઈ જાય છે અને આ રોગમાં, ઇલાજથી વધારે સારો બચાવ સિદ્ધાન્તનું પાલન કરવામાં આવે તો આપણે લાંબી ઉંમર સુધી આ રોગથી બચી શકીએ છીએ. કમરના દુઃખાવાનો રોગ, જેને આધુનિકતાની દેન કહી શકાય છે. શરીરના પ્રતિ લાપરવાહી, અત્યાધિક કામ, ચિંતા, ઊઠવા-બેસવા, ઊંઘવા તથા કાર્ય કરવાની મુદ્રાના પ્રતિ અસાવધાની, ડોક તથા કમરનો દુરૂપયોગ વગેરેથી અનેક પ્રકારની સમસ્યાઓ ઉત્પન્ન થઈ જાય છે. કરોડરજ્જુને મેરૂદંડ કહેવામાં આવે છે. આનાથી સમસ્ત કંકાલને ટેકો મળે છે. જો કોઈ કારણ સર મેરૂદંડમાં કોઈ પ્રકારની હેરાનગતિ થઈ જાય છે તો કમરનો દુઃખાવો, ડોકનો દુઃખાવો અને સાઇટિકા જેવા રોગ ઉત્પન્ન થઈ જાય છે. વધારે તો સ્ત્રીઓમાં ગર્ભાવસ્થા અને રજોનિવૃત્તિના દિવસમાં હાર્મોન સંબંધી પરિવર્તનના કારણથી પણ કમરના દુઃખાવાની સમસ્યા આવે છે. પીઠના દુઃખાવાની ફરિયાદ વધારવા અથવા તેનાથી છુટકારો મેળવવામાં આપણી પથારી મહત્ત્વની ભૂમિકા નિભાવે છે. આઓ આજે આ લેખના માધ્યમથી જાણીએ કે આપણે કઈ રીતે યોગાભ્યાસ અને

કેટલીક સાવધાનીઓના આધારે આ કષ્ટદાયક રોગથી છુટકારો મેળવી શકીએ છીએ અને આપણું સંપૂર્ણ જીવન નીરોગી રહીને આ જીવનનો સુખ અને આનંદ પ્રાપ્ત કરી શકીએ છીએ.

યોગનો આવિષ્કાર તથા પ્રચલન સાધુ-સંતો અને ઋષિ-મુનિઓએ કર્યું હતું. પરંતુ આધુનિક સભ્ય સમાજે આના પ્રભાવને વૈજ્ઞાનિક માન્યતા મળ્યા પછી જ સ્વીકારવાની શરૂઆત કરી કારણ કે યોગનો પ્રભાવ માત્ર શરીર પર જ નહીં પરંતુ મન ઉપર પણ પડે છે. યોગમાં આસનનો પ્રભાવ શરીરવિજ્ઞાન ઉપર પડે છે. આસન કરવાથી શરીરની માંસપેશીઓ કોમળ થઈ જાય છે, ત્યાં જ બીજી બાજુ આસન દ્વારા શરીરની અંતઃસ્રાવી તથા સ્નાયુમંડળ ગ્રંથિ ઉપર પ્રભાવ પડે છે. જેનાથી શરીરની અનેક કાર્ય પ્રણાલીઓ ઉપર નિયંત્રણ કરી શકાય છે. નીચે કેટલાંક આસનોનું વર્ણન છે જેને કરવાથી વ્યક્તિ આજીવન કમરના દુઃખાવાના રોગથી મુક્ત રહે છે અને લાંબી ઉંમરને પણ પ્રાપ્ત કર છે.

(૧) ભુજંગાસન (૨) ઉષ્ટ્રાસન (૩) શલભાસન (૪) મયૂરાસન (૫) નૌકાસન (૬) મત્સ્યાયન (૭) સુપ્તવજ્રાસન (૮) ચક્રાસન (૯) નાભિદર્શનાસન (૧૦) ધ્યાન

૧. ભુજંગાસન વિધિ :

આ આસનમાં આપણા શરીરની આકૃતિ ફેણ ઉઠાવેલા 'ભુજંગ'ના જેવી હોય છે. આ માટે આપણા યોગીઓએ આનું નામ ભુજંશાસન રાખ્યું છે.

વિધિ :

પેટના ભાગે સૂઈ જાઓ. એડી, પંજા, સાથળ એકબીજાથી મળેલી હોવા જોઈએ. પંજા બહારની બાજુએ ખેંચીને રાખો, બંને હાથને ખભાના

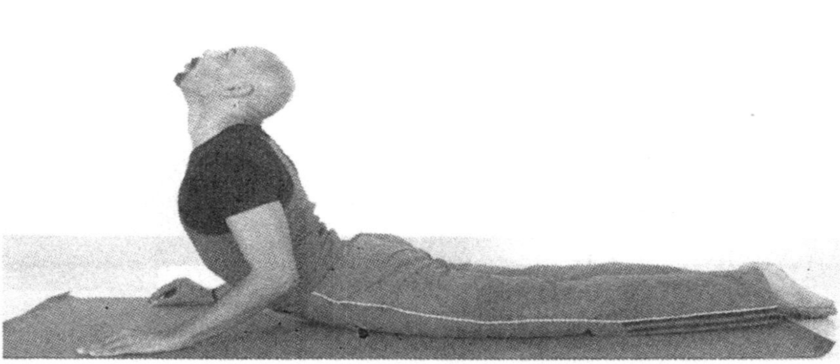

કાંખમાં રાખો, કોણીઓ જમીનને સ્પર્શ કરતી હોવી જોઈએ. હવે તમારા કમર સુધીના ભાગને હાથની મદદ લઈને ધીમે-ધીમે ઉપરની તરફ ઉઠાવો. બંને કોણી થોડીક વળેલી રાખો. ડોક પાછળની તરફ થોડોક સમય આ જ અવસ્થામાં રહો. ધ્યાન રાખો આ આસનને કરતી વખતે શ્વાસની ગતિ સામાન્ય હોવી જોઈએ અને આપણી ક્ષમતાથી વધારે આ આસનમાં ન રહો અને પછી ધીમે-ધીમે સામાન્ય અવસ્થામાં પાછા આવો. આ આસનનો ઓછામાં ઓછાં ૫ ચક્રો સુધી અભ્યાસ અવશ્ય કરો.

લાભ તથા પ્રભાવ :

આ આસનના અભ્યાસથી કમરનો દુ:ખાવો, ડોકનો દુ:ખાવો, સાઇટિકા, જેવા રોગોથી મુક્તિ મળે છે. ટૉન્સિલ, થાઈરાઈડ ગ્રંથિ સ્વસ્થ બની રહે છે. પેટ અને આંતરડાના વિકાર દૂર થાય છે. પીઠ, છાતી, હૃદય, ડોક, ખભાની માંસપેશીઓ મજબૂત થાય છે. લિવરને લાભ મળે છે. આ આસન મધુપ્રમેહમાં રામબાણનું કામ કરે છે. સ્ત્રીઓની ઓવરી અને ગર્ભાશયને મજબૂતી પ્રદાન કરે છે. મેરૂદંડ લચીલું બને છે. જેની નાભિ-વારંવાર ખસી જાય છે એના માટે ખૂબ જ ઉપયોગી છે.

સાવધાનીઓ :

હર્નિયા, અલ્સર અને હૃદયરોગી આ આસનનો અભ્યાસ ન કરે. ગર્ભવતી સ્ત્રીઓ યોગગુરુના સાંનિધ્યમાં આનો અભ્યાસ કરે.

૨. શલભાસન વિધિ :

આપણા યોગીઓએ આ આસનનું નામ 'શલભાસન' એટલા માટે રાખ્યું છે કે આ આસનને કરતી વખતે આપણા શરીરની આકૃતિ 'શલભ' અર્થાત 'ટિડ્ડી'ના જેવી થઈ જાય છે.

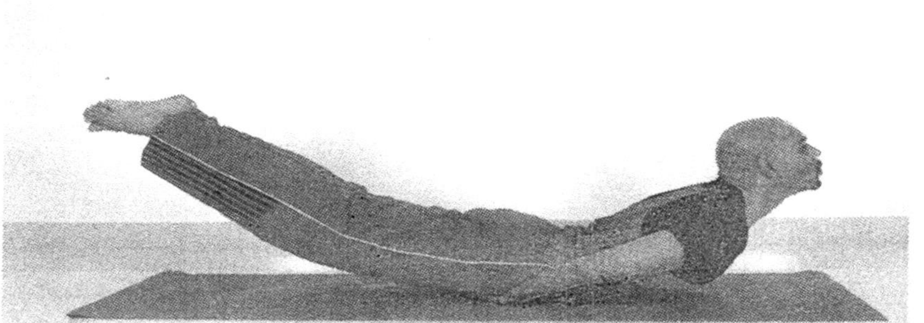

વિધિ :

જમીન ઉપર પેટના ભાગે સૂઈ જાઓ. બંને હાથને તમારા સાથળની નીચે રાખો. આપણી છાતી અથવા દાઢી જમીનને સ્પર્શે તેમ રાખો. બંને પગના પંજા અને એડીના ઉપરનો ભાગ એકબીજાને જોડેલા રાખો. તેના પછી શ્વાસ અંદર ભરીને કમરના ઉપરી અને નીચલા ભાગને ઉઠાવીને સાથે-સાથે ખભા, ડોક અને માથાને પણ ઉઠાવો. આપણા શરીરનો સમસ્ત ભાર આપણા હાથ પર હશે. આપણે એ પ્રયાસ કરીશું કે આપણા સાથળ વધારેથી વધારે ઉપર ઊઠે. જેટલો સમય આપણે સરળતાપૂર્વક શ્વાસ રોકીને આ આસનમાં રોકાઈ શકીએ ત્યાં સુધી રોકાઈએ અને પછી ધીમે-ધીમે શ્વાસ છોડતાં પાછા જમીન ઉપર આવો. આ રીતે આ આસનનું એક ચક્ર પૂરું થયું. આ આસનનો ઓછામાં ઓછો ૩થી ૫ વખત અભ્યાસ કરો.

લાભ અને પ્રભાવ :

આ આસનના અભ્યાસથી નાભિ સ્વતઃ પોતાના સ્થાન ઉપર બની રહે છે. જેનાથી નાભિ ખસવાવાળા દોષથી બચી શકાય છે. આપણી છાતી, ખભા પહોળા અને બલિષ્ઠ થઈ જાય છે. આ આસન પાચનતંત્રને મજબૂત કરે છે. આપણા લોઅર-બૈકને મજબૂત બનાવે છે. સ્ત્રીઓના માસિક ધર્મના દોષ, ગર્ભાશયના દોષ અને ગર્ભધારણમાં મદદ કરે છે. આંતરડા, ગુદા અને પેનક્રિયાજ ગ્લેન્ડને સક્રિય કરે છે. વીર્યદોષ જેવા વિકાર દૂર થાય છે.

સાવધાનીઓ :

હૃદયરોગી, ઉચ્ચ રક્તચાપ, અલ્સર, તથા હર્નિયાના રોગી આનો અભ્યાસ ન કરે.

૩. ચક્રાસન વિધિ :

આ આસનમાં આપણા શરીરની આકૃતિ ચક્ર એટલે કે પૈડા સમાન થઈ જાય છે. આ માટે યોગીઓએ આનું નામ ચક્રાસન રાખ્યું છે.

વિધિ :

જમીન ઉપર પીઠના ભાગે સૂઈ જાઓ અને તમારા બંને પગને નિતંબથી અડાવો. બંને પગ વચ્ચે થોડુંક અંતર હોવું જોઈએ. પોતાના

હાથની કોણી તથા કાંડાથી વાળીને હથેળીને માથાની બંને કાંખમાં જમાવો. હવે કમરને થોડી ઉપર કરીને ઢીંચણને જમીન તરફ વાળો. માથાને પાછળની બાજુએ વાળીને જમીન ઉપર ટેકવી દો. બંને હાથ અને પગની મદદ વડે જોર લગાવીને શરીરને ઉપર ઉઠાવો. હાથ અને પગને સંતુલિત રાખતા શરીરનો ભાગ ચક્રની પરિધિની જેમ ગોળ બનાવી લો. પગ અને છાતીને ખેંચીને રાખો અને જો સંભવ હોય તો પગના બદલે પગના પંજા ઉપર જ શરીરને ઉપર ઉઠાવીને રાખો. ધ્યાન રાખો જેટલો સમય સરળતાપૂર્વક આ આસનમાં રોકાઈ શકો છો તેટલો જ સમય આ આસનમાં રોકાવો. ઓછામાં ઓછા ૩ ચક્રોનો અભ્યાસ અવશ્ય કરો. શ્વાસની ગતિ સામાન્ય હોવી જોઈએ.

લાભ તથા પ્રભાવ :

આ આસનનો પ્રભાવ આપણા મેરૂદંડ પર વિશેષ રૂપથી પડે છે. જેના કારણે આપણા શરીરમાં લચીલાપણું આવે છે અને આપણું શરીર રબરના જેવું થઈ જાય છે. આ આસન નૃત્ય-કલાકારોના માટે દિવ્ય દેનથી ઓછું નથી. આ આસન યૌવનશક્તિ, કાંતિ અને બળ પ્રદાન કરે છે. હાથાનું કંપન, માથાનો દુ:ખાવો, પેટ, પીઠ અને ડોકના બધા જ વિકાર દૂર થાય છે. પંજા પિંડલીઓ, ઢીંચણ, સાથળ, કમર પીઠ, કાંડું અને હથેળીઓને સબળ સુદૃઢ બનાવે છે. કહેવાય છે કે જેનું શરીર અને મેરૂદંડ કડક છે તે જવાનીમાં વૃદ્ધાવસ્થાનો અનુભવ કરવા લાગે છે. આ માટે જો આનો વૃદ્ધ વ્યક્તિ અભ્યાસ કરે તો તે જવાન જેવો અનુભવ કરે છે.

સાવધાનીઓ :

હૃદયરોગી, ઉચ્ચ રક્તચાપના રોગી, કમજોર કાંડાંવાળા, ગર્ભવતી મહિલાઓ અને માસિક ધર્મના સમયે આનો અભ્યાસ ન કરવો જોઈએ. આ એક કઠિન આસન છે. આ માટે કોઈ યોગગુરુના સાંનિધ્યમાં જ આનો અભ્યાસ કરવો જોઈએ.

કેટલીક વિશેષ સાવધાનીઓ :

(૧) ઊભા રહી બંને પગ ઉપર બધું વજન આપો.

(૨) અત્યાધિક મુલાયમ ગાદલાં પર ઊંઘવાનું ત્યાગવું જોઈએ. સખ્ત

સપાટીવાળા દીવાન ઉપર ગાદલું, દરી અથવા ચાદર પાથરીને ઊંઘવું જોઈએ.

(૩) સેક્સ દરમિયાન સાચી તકનિકનો ઉપયોગ કરવો જોઈએ.

(૪) ઊંચી એડીવાળાં પગરખાં, ચપ્પલ પહેરવાથી પીઠનો દુઃખાવો ઉત્પન્ન થાય છે.

(૫) સ્કૂટર, મોટરસાઇકલ અને કાર ચલાવતાં સીધા બેસીને વાહન ચલાવવું જોઈએ.

(૬) પેટના ભાગે સૂઈને કમરને આરામ નથી મળતો. આ માટે યથાસંભવ પીઠના ભાગે સૂવું જોઈએ.

(૭) વધારે દુઃખાવાના સમય શારીરિક શ્રમ ન કરવો જોઈએ.

(૮) દુઃખાવો જો સીમા બહાર થાય તો ગરમ પાણીની થેલીથી શેક કરવાથી આરામ મળે છે.

(૯) કમ્પ્યૂટર, ઑફિસ અને વધારે ટેબલ-ખુરશી ઉપર કામ કરવાવાળાના પગની નીચે ફૂટરેસ્ટ રાખવું જોઈએ વચ્ચે-વચ્ચે કેટલીક સેકંડના માટે ઊભા થઈ જવું જોઈએ.

(૧૦) દરરોજ ૧૦ મિનિટનું ધ્યાન કરવું જોઈએ અને સ્વયંને સહન કરવાનો પ્રયાસ કરવો જોઈએ અને દુખાવાને ભૂલવાની કોશિશ કરવી જોઈએ.

❑

ઑફિસયોગ

થોડા સમયમાં જો દઢ ઇચ્છાશક્તિ હોય તો આપણે આપણી ઑફિસમાં જ બેસીને યોગની કેટલીક ક્રિયાઓ કરીને તમામ ઉંમર નીરોગી રહી શકીએ છીએ. જોકે જ્ઞાનની કોઈ સીમા નથી હોતી. આ તો અથાક સમુદ્ર કરતા પણ વધારે ઊંડું હોય છે. આ શ્રૃંખલામાં અમે બતાવીશું કે કઈ રીતે ઑફિસયોગ દ્વારા આપણે આપણું હૃદય, ફેફસાં, પીઠ, કમર, પેટ, હાથ અને પંજાને સ્વસ્થ રાખી શકીએ છીએ. આ ક્રિયાઓથી જ્યાં આપણી કાર્યક્ષમતા પર પ્રભાવ પડે છે ત્યાં જ બીજી બાજુ આપણા શરીરમાં સ્માર્ટનેસ આવે છે અને આપણો દષ્ટિકોણ જીવનના પ્રતિ, સમાજ અને દેશના પ્રતિ સકારાત્મક બનાવે છે. આનાથી આ કહેવાત ''મન ચંગા તો કથરોટ મેં ગંગા'' ચરિતાર્થ થાય છે. આ ક્રિયાઓ કરોડરજ્જુ અને ધડમાં ગતિ નથી લાવતી. બલિષ્ઠ શરીરનાં હાડકાંઓને મજબૂતી પ્રદાન કરીને આપણને આજીવન નીરોગી રાખે છે. યોગની સાથે-સાથે જો સવારે ઊઠવાથી લઈને રાત્રિમાં ઊંઘવા સુધી આપણે પ્રકૃતિના નિયમોનું પાલન કરીએ અને આપણી દિનચર્યાને નિયમિત રાખીએ તો તે દિવસ દૂર નથી જ્યારે દેશના બધા લોકો પૂર્ણ સ્વાસ્થ્યનો લાભ ઉઠાવીને આ દેશને ઉન્નતિની તરફ લઈ જશે.

ક. હૃદય અને ફેફસાંને મજબૂત રાખવાની ક્રિયાઓ :

૧. હૃદય સ્તંભન ક્રિયા :

સૌપ્રથમ ઘરમાં કે ઑફિસમાં ખુરશીમાં આરામથી બેસી જાઓ અને ડાબા હાથને ખુરશીના હાથા પર કે પછી પોતાના ખોળામાં રાખો. કમર, ડોક એકદમ સીધી, ચહેરો, આંખો અને શરીર તાણ મુક્ત અને પછી તમારા જમણા હાથની પાંચે આંગળીઓને ભેગી કરીને કપ જેવો આકાર બનાવી લો અને પછી આપણી છાતીના ડાબા ભાગ એટલે કે હૃદયવાળા ભાગ ઉપર ધીમે-ધીમે થપ-થપાવો આ ક્રિયાને ઓછામાં ઓછા ૫૦ વખત કરો.

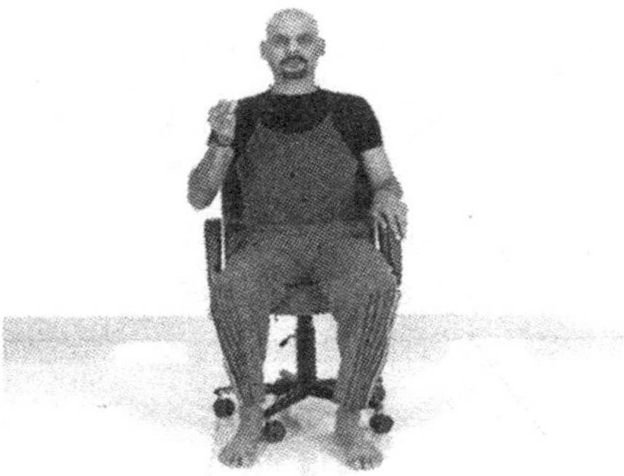

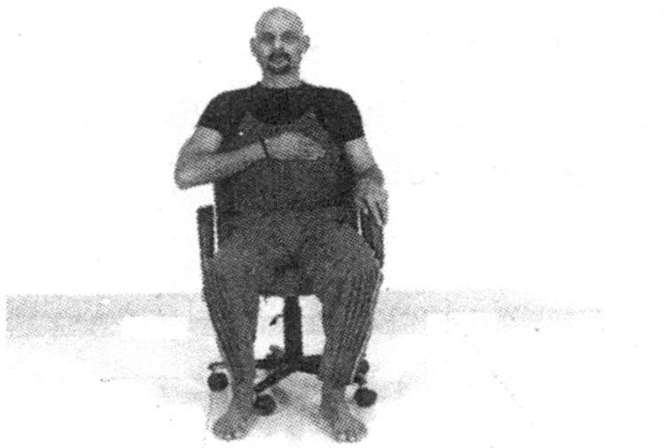

લાભ :

આ ક્રિયાના મારફતે આપણા હૃદયની મસાજ થાય છે. આપણા હૃદયમાં રક્તનો સંચાર વધી જાય છે. જેનાથી તેની કાર્યક્ષમતા વધી જાય છે હૃદયને બળ મળે છે શરીરના સૂક્ષ્મ વિકાર નષ્ટ થઈ જાય છે.

૨. ફેફસાંવર્ધક ક્રિયા :

જ્યારે આપણે એકવાર શ્વાસ લઈએ છીએ ત્યારે આપણે ૫૦૦ ક્યૂબિક સેન્ટિમીટર વાયુને આપણાં ફેફસાંમાં લઈએ છીએ. પરંતુ ફેફસાં વિકાસક ક્રિયા દ્વારા એક વખત શ્વાસ લેવાથી આપણે ૩૦૦૦ ક્યૂબિક સેન્ટિમીટર વાયુને લઈએ છીએ. આ ક્રિયામાં આપણે પ્રથમ ક્રિયાની જેમ ખુરશી ઉપર બેસીશું. નાકથી શ્વાસ ભરીને આપણી છાતીને વધારેથી વધારે ફુલાવો અને આપણી ક્ષમતાનુસાર શ્વાસ રોકો અને વગર અવાજે નાકથી શ્વાસનું ધીરે-ધીરે રેચન કરો. આ ક્રિયાને ઓછામાં ઓછા ૧૦થી ૧૫ વખત અવશ્ય કરો. આ ક્રિયાને કરતા સમયે આંખો બંધ અને આપણા મનમાં આ વિચાર હોવા જોઈએ કે આપણે સકારાત્મક ઊર્જા

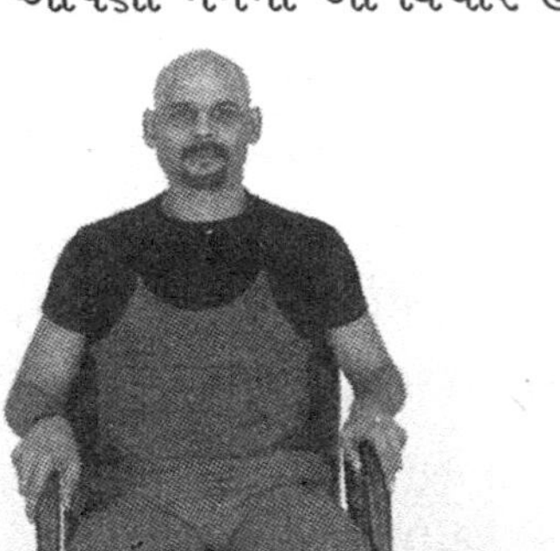

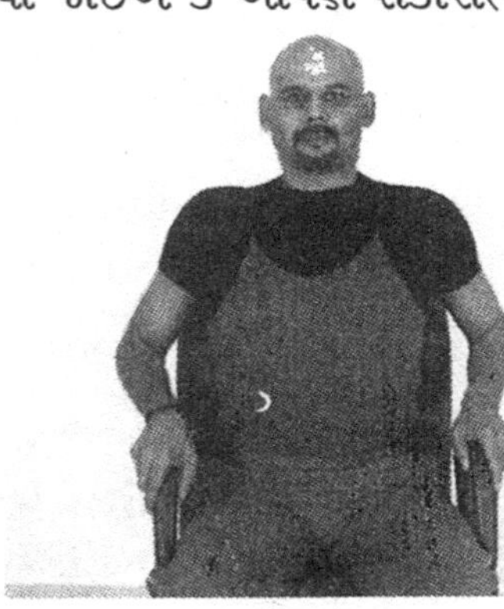

દ્વારા શ્વાસ લઈ રહ્યા છીએ અને આપણા શરીરની નકારાત્મક ઊર્જા શ્વાસના રેચન દ્વારા બહાર કાઢી રહ્યા છીએ. આ ભાવથી જો આપણે આ ક્રિયાને કરીશું તો લાભ વધારે મળશે.

વિશેષ :

હૃદયરોગી અને ઉચ્ચ રક્તચાપના રોગી શ્વાસને રોકશે નહીં. વધારેથી વધારે શ્વાસને ભરો પરંતુ રોક્યા વગર તરત જ શ્વાસને બહાર કાઢો.

લાભ :

આ ક્રિયા આપણાં ફેફસાંને વધારેથી વધારે ઑક્સિજન મળે છે. જેનાથી તેમની કાર્યક્ષમતા વધી જાય છે. ફેફસાનાં ટિસ્યૂ મજબૂત થઈ જાય છે. દમ અને ટી.બી.ના રોગીઓ માટે આ ક્રિયા રામબાણનું કામ કરે છે.

૩. કમરશક્તિવર્ધક ક્રિયા :

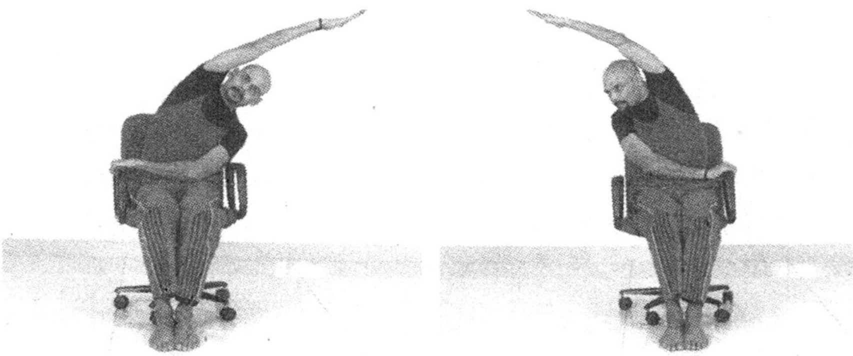

આ ક્રિયામાં એક ખુરશીમાં આરામપૂર્વક બેસી જઈએ છીએ. પગ અને પગના પંજા પરસ્પર જોડાયેલા હોય છે. એના પછી આપણે પોતાની કમર સુધીના ભાગને ડાબી બાજુએ ઝુકાવીએ છીએ અને પછી પોતાની ડોક, જમણા હાથને પણ ડાબી બાજુએ ઝુકાવીએ છીએ. અને ડાબા હાથથી ખુરશીનો જમણો કિનારો પકડી લઈએ છીએ. થોડોક સમય આ જ અવસ્થામાં રહીએ છીએ અને પછી આ જ ક્રિયાને બીજી તરફથી કરીએ છીએ. આ ક્રિયાને કરતા સમયે એ ધ્યાન રાખીએ છીએ કે આપણી આંખો ખુલ્લી રહેવી જોઈએ. આ ક્રિયાને ઓછામાં ઓછા એક તરફ ૧૦-૧૦ વખત કરવી જોઈએ.

૪. કમરશક્તિવર્ધક બીજી ક્રિયા :

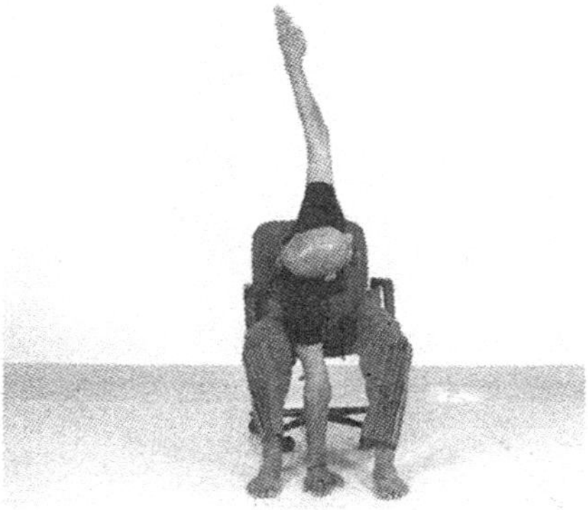

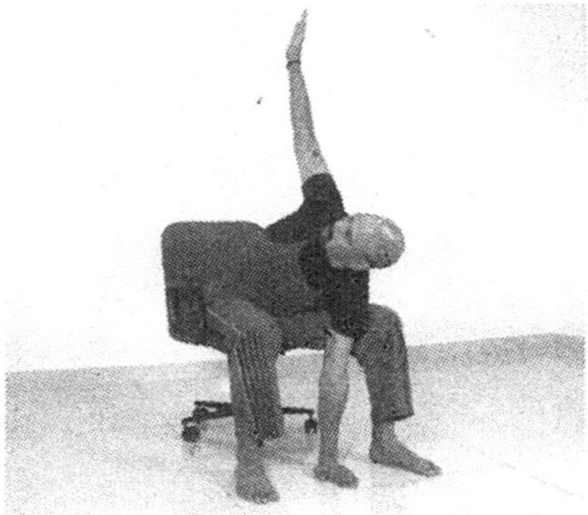

આપણી ખુરશીની ડેસ્કથી થોડાક પાછળની તરફ ખસેડીને ખુરશીના આગળના ભાગ ઉપર બેસો અને બંને પગની વચ્ચે ખભાના પહોળાઈ જેટલું અંતર રાખો. હવે શ્વાસ ભરીને આપણા ડાબા હાથને ધીરે-ધીરે ઉપરની તરફ લાવો અને જમણો હાથ બંને પગની વચ્ચેથી જમીનને સ્પર્શ કરશે અને ૫ મિનિટ સુધીની ગણતરી સુધી આ મુદ્રામાં રોકાવો અને તમારી ડોક અને આંખો પણ ઉપરની તરફ હશે અને પછી ધીમે-ધીમે પોતાના હાથને નીચે લાવો અને આ જ પ્રમાણે આ ક્રિયા બીજી બાજુથી પણ કરો. આ ક્રિયા બંને બાજુથી ઓછામાં ઓછા ૧૦-૧૦ વખત કરો.

લાભ :

આ બંને ક્રિયાઓથી આપણા કમર સંબંધી બધા જ રોગ દૂર થઈ જાય છે. આનાથી આપણી કમર સુડોળ અને પાતળી થઈ જાય છે અને કમરની ચરબી ઓછી થઈ જાય છે.

વિશેષ :

ધ્યાન રાખો આ ક્રિયાઓને કરવાથી પહેલા તમે ઓછામાં ઓછા ૩ કલાક પહેલાં ભોજન કરેલું હોય.

૫. પેટ ઓછું કરવાની અજગરી ક્રિયા :

આ ક્રિયામાં આપણે ખુરશી પર બેસીને આપણા બંને હાથ ખુરશીના હાથા ઉપર રાખીશું અને પછી નાકનાં બંને છિદ્રોથી શ્વાસ લઈને ધીમે-ધીમે અજગરની જેમ પેટને ફુલાવીશું અને પછી આપણી ક્ષમતાનુસાર આ અવસ્થામાં રોકાઈશું અને પછી ધીમે-ધીમે શ્વાસ છોડીને આપણા પેટને

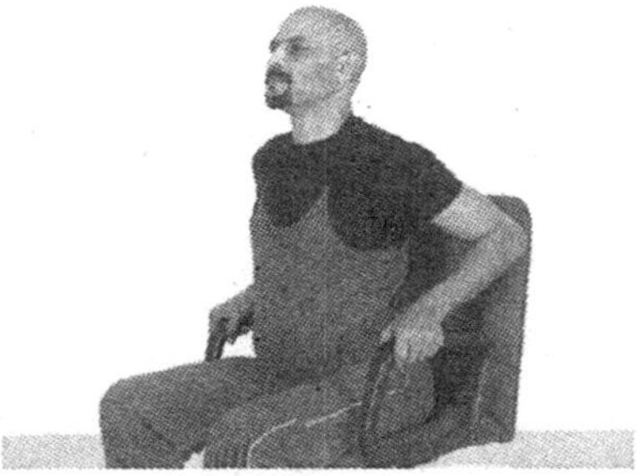

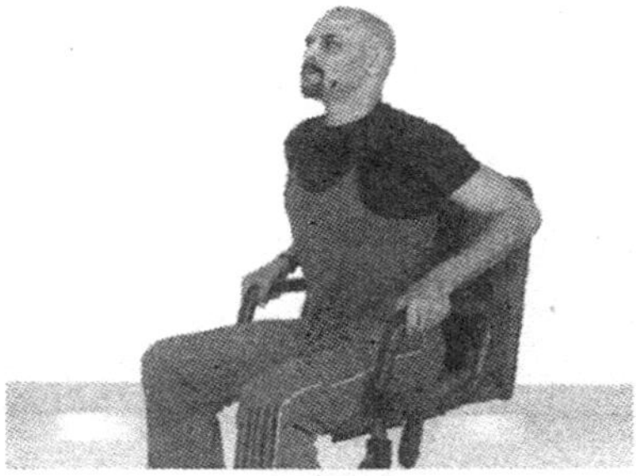

દબાવીશું અને પ્રયાસ કરીએ કે આપણું પેટ આપણી પીઠની સાથે લાગી જાય. આ ક્રિયાને ક્ષમતાનુસાર વારે-ઘડીએ કરો.

૬. પાવર જોન :

આ ક્રિયામાં ઉપરોક્ત મુદ્રામાં બેસી જાઓ અને પછી સામાન્ય શ્વાસ લઈને પેટને અંદરની તરફ ખેંચીને રોકો. અને પછી આ ક્રિયામાં બેસી રહો. આ ક્રિયામાં વિશેષ આ વાત છે કે તમે ભલેને પોતાનું પેટ અંદરની બાજુએ ખેંચી રાખ્યું હોય પરંતુ શ્વાસની ક્રિયા સામાન્ય હશે. આ ક્રિયા તમે તમારી ક્ષમતાનુસાર કરો. પરંતુ ધીમે-ધીમે જ્યારે તમે અભ્યસ્ત થઈ જશો તો આ ક્રિયા તમે ચાલતાં, ઊઠતાં, વાંચતાં સમયે પણ સારી રીતે કરી શકશો.

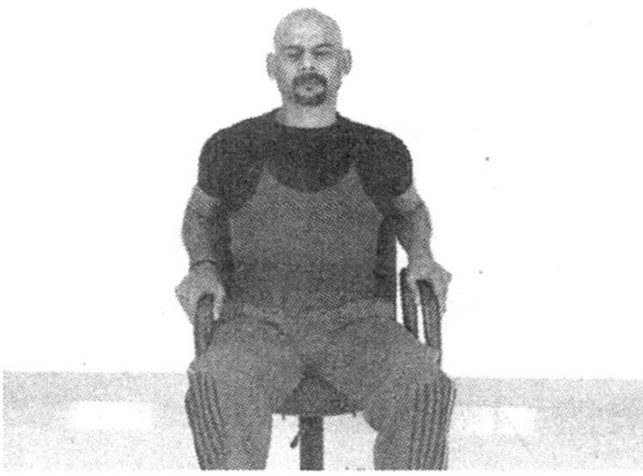

લાભ :

આ ક્રિયાઓના મારફતે તમે તમારા પેટને ઓછું કરી શકો છો. આ ક્રિયાઓથી તન, મન અને શ્વાસમાં સમાનતા આવે છે. આ ક્રિયાઓ પેટની માંસપેશીઓ, પેનક્રિયાજ ગ્લેન્ડ અને પેલ્વિક રીજનને મજબૂત બનાવે છે.

વિશેષ :

હૃદયરોગી, અલ્સર અને ઉચ્ચ રક્તચાપવાળા રોગી આનો અભ્યાસ ન કરે. ભોજન કરવાના ૩ કલાક બાદ જ આ ક્રિયાઓનો અભ્યાસ કરો.

૭. પીઠવર્ધક ક્રિયાઓ :

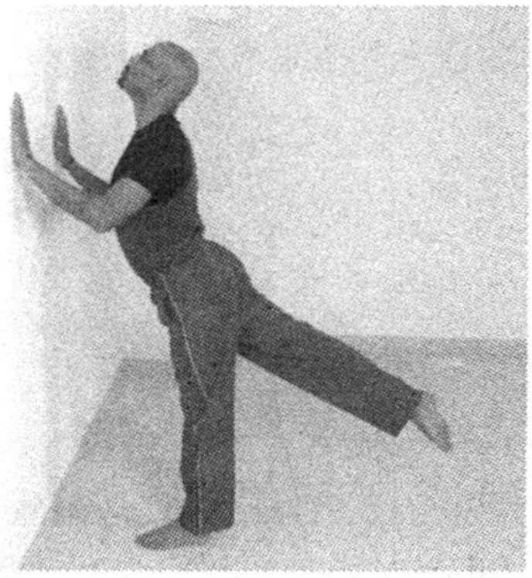

સૌપ્રથમ પોતાની જાતને કોઈ પણ દીવાલની સાથે આપણા બંને હાથને લગાવીને દીવાલની નજીક વધારેથી વધારે એટલા આવો કે તમારી છાતી દીવાલને સ્પર્શે. બંને હાથ ખભાની સીધમાં દીવાલથી લાગેલા હોય અને કમર ડોક એકદમ સીધા રાખીને તમે પાછળ પોતાના જમણા પગને વગર ઢીંચણ વાળ્યે વાળો. ૩૦થી ૪૫ ડિગ્રી જેટલો ઉઠાવો અને મનમાં ને મનમાં ૧૦ સુધી ગણો અને પછી આ ક્રિયા આપણા બીજા પગથી પણ એ જ પ્રમાણે ફરીથી કરો. આ ક્રિયામાં શ્વાસ એકદમ સામાન્ય હશે. આ ક્રિયામાં બંને પગથી ઓછામાં ઓછા ૧૦-૧૦ વખત કરો.

૮. પીઠવર્ધક બીજી ક્રિયા :

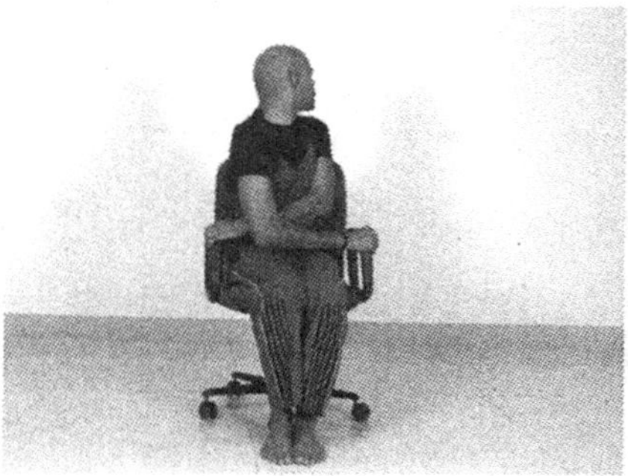

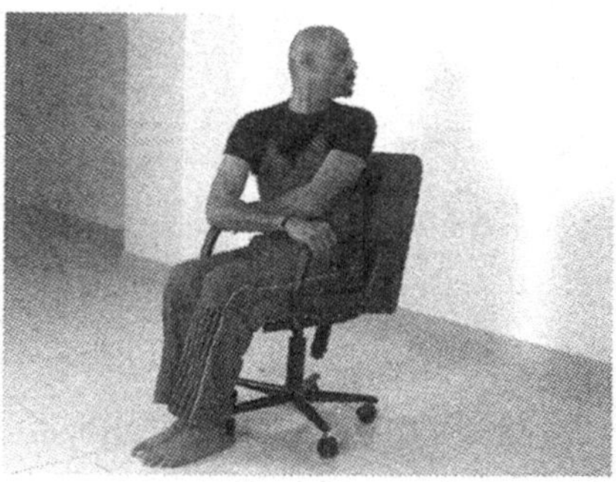

ખુરશીમાં સામાન્ય અવસ્થામાં બેસી જાઓ. ઢીંચણ અને પગ એકી સાથે રાખો. આના પછી પોતાના જમણા હાથથી આગળના કિનારીવાળો ભાગ પકડી લો અને પછી ડાબી બાજુએ પોતાના શરીરને ટ્વિસ્ટ કરીને પોતાના ખભાને ઉપરથી નીચે બાજુએ જુઓ અને ડાબા હાથથી ખુરશીના જમણી બાજુના કિનારાને પકડી લો. પાંચની ગણતરી સુધી આ અવસ્થામાં રોકાઓ અને બીજી બાજુથી પણ આ ક્રિયાને કરો.

૯. પીઠવર્ધકની ત્રીજી ક્રિયા :

આ ક્રિયામાં ખુરશીમાં સામાન્ય અવસ્થામાં બેસી જાઓ. બંને પગને

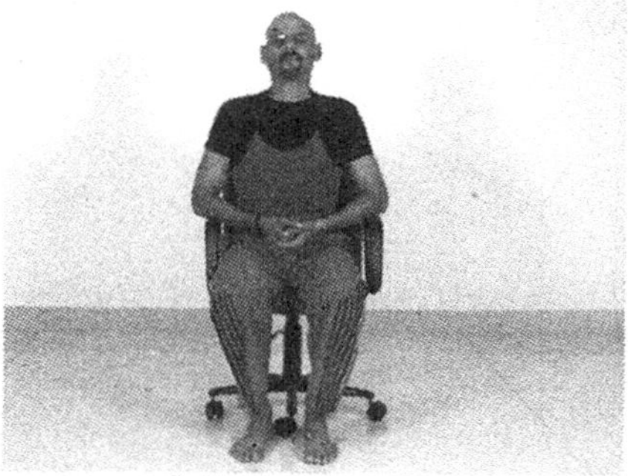 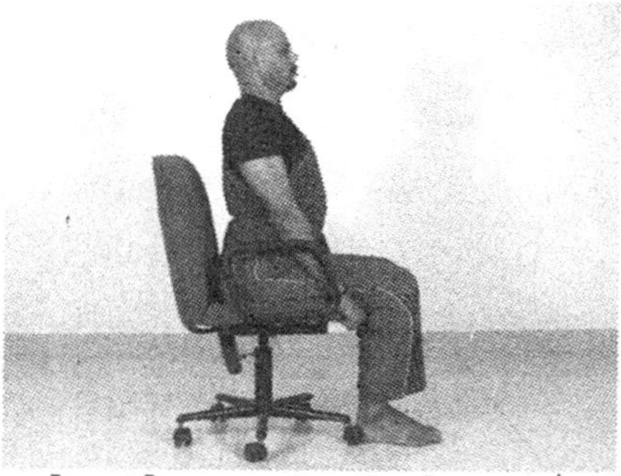

પરસ્પર જોડો. કમર એકદમ સીધી અને બંને હાથથી સીટનો આગળનો ભાગ પકડી લો. અને પછી પોતાની ડોક અને ખભાને આગળની તરફ ઝુકાવો. અને પછી ખુરશીના બંને કિનારાને પકડીને પોતાની કમરથી આર્ચ (arch) બનાવીને ડોક, માથું સીધું રાખો.

લાભ :

આ ક્રિયાઓનો સીધો પ્રભાવ આપણા મેરૂદંડ ઉપર થાય છે. જેનાથી આપણી કમર પાતળી અને મેરૂદંડ લચીલું બને છે. આ ક્રિયાઓથી વૃદ્ધાવસ્થા મોડી આવે છે. આ ક્રિયાઓથી પુરુષ, સ્ત્રીઓ, બાળક, વૃદ્ધ બધા નીરોગી રહી શકે છે.

૧૦. મૌનક્રિયા :

કહેવાય છે કે મૌન દ્વારા બધું જ સાધી શકાય છે. વાણી પર સંયમ રાખીને ભગવાન મહાવીરે ૧૨ વર્ષો સુધી મૌનની સાધના કરી અને પોતાના શિષ્યોથી પણ અનાવશ્યક ન બોલોની પરમ્પરા અપનાવવાનો ઉપદેશ આપ્યો. ઑફિસ યોગથી આપણે ખુરશી પર શાંતિપૂર્વક બેસીને આંખો બંધ કરીને મૌનક્રિયાનો અભ્યાસ કરી શકીએ છીએ. આ અભ્યાસમાં આપણે વગર બોલ્યે આપણા કાર્યને કરતા મૌનક્રિયામાં રહી શકીએ છીએ. રોજ ઓછામાં ઓછો આ ક્રિયાનો અભ્યાસ ૩૦ મિનિટ જરૂર કરો.

લાભ :

સ્વયં મારફતે સ્વયંનો સાક્ષાત્કાર કરવામાં મૌન અત્યંત સહાયક છે. શેક્સપિયરે કહ્યું છે કે 'મૌન આનંદનો પૂર્ણ અગ્રદૂત છે.' મૌન આપણને શક્તિપ્રદાન કરે છે. સંયમ શરીરની સાથે-સાથે વાણી પર પણ હોવો જોઈએ.

❑

તાળીયોગનો લાભ, કલ્પનાથી બહાર

ભજન કે કોઈ ગીત ગાતા સમયે તાળી વગાડવાની પરમ્પરા સદીઓથી ચાલી આવી રહી છે. આ માટે સમારંભમાં દર્શકગણ તાળી વગાડીને પોતાની ખુશી પ્રગટ કરે છે. કેટલાક રોગો તો આપણે સ્વયં જ ઊભા કરીએ છીએ. આજની ભૌતિકવાદી સંસ્કૃતિએ સાધન તો બનાવી દીધાં પરંતુ સાધનાને લુપ્ત કરી દીધી. તાળીયોગ સંપૂર્ણ વિશ્વમાં સર્વોત્તમ 'સરળ યોગ' છે.

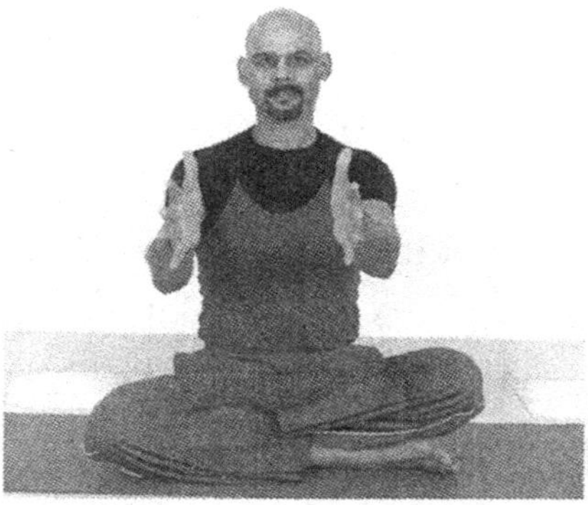

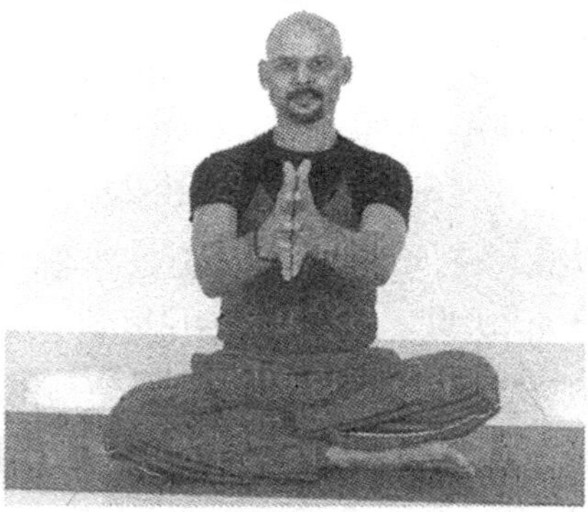

તાળી વગાડવા માટે આપણે આપણા બંને હાથની હથેળીઓને જોર-જોરથી એકબીજાના ઉપર મારવાની હોય છે. આવું કરવાથી હથેળીનાં બધાં જ બિંદુઓ દબાઈ જાય છે અને ધીમે-ધીમે શરીરમાં વ્યાપ્ત રોગોનો સુધારો થાય છે. તાળી ચિકિત્સાની પ્રાથમિકતા મંદિરોમાં અનુભવ કરી શકાય છે. જ્યાં જઈને મનને અદ્‌ભુત શાંતિ મળે છે. ભક્તગણ તાળીઓ વગાડીને ભજન-કીર્તન કરે છે. જેનાથી વિશેષ પ્રકારના સૂક્ષ્મ તરંગો નીકળીને સંપૂર્ણ વાતાવરણને આનંદમય બનાવી દે છે. લગાતાર તાળી વગાડવાથી રક્તમાં શ્વેતકણોને શક્તિ મળે છે. જેના પરિણામ સ્વરૂપ માનવશરીરમાં રોગ પ્રતિરોધક ક્ષમતાની વૃદ્ધિ થાય છે. ધ્યાન સાધના કરતી વખતે પણ તાળીયોગ ખૂબ જ સહાયક માનવામાં આવે છે. કારણ કે જ્યારે આપણે

ધ્યાનમાં બેસીએ છીએ તો આપણી આંખો બંધ હોય છે પરંતુ આપણા કાન ખુલ્લા હોય છે અને સહેજપણ પગના અણસારથી પણ આપણા ધ્યાનનો ભંગ થવાની સંભાવના રહે છે. પરંતુ જો આપણે તાળી વગાડીએ છીએ તો ધીમે-ધીમે આપણું ધ્યાન તાળીના અવાજથી તાળમેલ બેસાડી લે છે અને આપણા મનનો સંબંધ બાહ્ય વસ્તુઓથી તૂટી જાય છે અને આપણે ધ્યાનનો અભ્યાસ નિરંતર કરી શકીએ છીએ.

જો પેટ સંબંધી રોગ જેવા કે ગૅસ, અપચો, માનસિક તાણ, એકાગ્રતામાં ઊણપ, ચીડિયાપણુંથી પીડિત છીએ તો આપણે જમણા હાથીની ચાર આંગળીઓ ડાબા હાથની હથેળી ઉપર જોરથી મારવી જોઈએ અને આ ક્રિયા સવાર-સાંજ ઓછામાં ઓછા ૫ મિનિટ કરવી જોઈએ. ધીમે-ધીમે આપણે આ રોગોથી મુક્ત થઈ જઈશું.

એક્યુપ્રેશર અને સુજોક ચિકિત્સા પદ્ધતિના અનુસાર હાથની હથેળીઓમાં શરીરના બધા જ આંતરિક ઉત્સર્જન સંરચનાઓના પોઇન્ટ્સ હાજર હોય છે અને તાળી વગાડવાથી જ્યારે આ બિન્દુઓ ઉપર વારે-ઘડીએ દબાણ પડે છે તો બધી જ આંતરિકતંત્ર ઊર્જા પ્રાપ્ત કરીને પોતાનું કાર્ય સારી રીતે કરે છે. જેનાથી શરીર સ્વસ્થ અને નીરોગી બની રહે છે. તાળી વગાડવાથી શરીરની અતિરિક્ત ચરબી ઓછી થાય છે. શરીરના વિકાર નષ્ટ થાય છે અને વાત્ત, પિત્ત તથા કફનું સંતુલન બની રહે છે. આળસ, અશાંત મન, અનિદ્રાના રોગી લગાતાર તાળીઓ વગાડીને લાભ લઈ શકે છે.

નિમ્ન રક્તચાપમાં તાળી વગાડીને તરત જ ઊર્જાવાન બની શકાય છે. નિમ્ન-રક્તચાપના રોગીના ચાલવા, બેસવા અને બોલવાની શક્તિ કમજોર થઈ જાય છે. તે રોગીઓએ ઊભા થઈને બંને હાથને સામે તાળી વગાડીને નીચેથી ઉપરની તરફ ગોળાકારમાં ફેરવો. આની દિશા નીચેથી ઉપરની તરફ હોવી જોઈએ. આ નિમ્ન રક્તચાપને સામાન્ય કરવામાં ખૂબ જ અસરકારક પ્રયોગ છે. કહેવાય છે કે જે રીતે આપણે કોઈ કપડાને સાફ કરવા અથવા ધૂળ ઝાટકવાના માટે તેને ઝપટીએ છીએ અને સફાઈ કરીએ છીએ તે જ પ્રમાણે તાળીયોગના દ્વારા પણ આપણા શરીરની સફાઈ થાય છે. તાળીયોગના દ્વારા હૃદયરોગ, કમરનો દુ:ખાવો, સર્વાઈકલ જેવા રોગ પણ દૂર થઈ જાય છે. તાળી ખુશી તો વ્યક્ત કરે છે સાથે

સાથે સ્વાસ્થ્યની પણ રક્ષા કરે છે.

મનુષ્યને જન્મથી દુ:ખોથી ઘેરાઈ રહેવાની ટેવ પડી ગઈ છે અને દુ:ખને દૈનિક જીવનમાં ભોગતા-ભોગતા આપણે એટલા અભ્યસ્ત થઈ ગયા છીએ કે આ દુ:ખભરી દુનિયાના સિવાય આનંદનો સંસાર પણ જીવન હોઈ શકે તેવું આપણે વિચારી પણ શકતા નથી. આ માટે આ દુ:ખોથી ઉપર ઊઠીને તાળીયોગનો નિયમિત અભ્યાસ કરી આજીવન સારા સ્વાસ્થનો લાભ ઉઠાવો.

❑

કાળનું રૂપ છે હૃદયરોગ

અમે અમારા આ લેખના માધ્યમથી ૫૦ વર્ષોથી ઉપરના પુરુષ વર્ગને આ બતાવવાનો પ્રયાસ કરીશું કે ઉંમર વધવાની સાથે આપણા શરીરની પ્રતિરોધક ક્ષમતામાં ઊણપ આવી જાય છે અને કઈ રીતે આપણે યોગનો નિયમિત અભ્યાસ કરીને આપણા શરીર, મન, આત્માનો વિકાસ કરી શકીએ છીએ. કારણ કે ૫૦ની અવસ્થામાં તમે પુરુષીય જીવનમાં કંઈક કરી ગુજરવાની સ્પર્ધામાં હૃદયપૂર્વક જોડાઈ જાઓ છો, જેના કારણે તમે કેટલીક ગંભીર માંદગીઓની અડફેટમાં આવી જાઓ છો અને તમે વિચારવા લાગો છો કે જ્યાં સુધી વૃદ્ધાવસ્થાના ઊંબરા સુધી નથી પહોંચી જતા ત્યાં સુધી તમને હૃદયરોગ અથવા હાર્ટ ડિસીજનો ખતરો નથી. પરંતુ કેટલાયે શોધકર્તાઓએ આ દાવો કર્યો છે કે હૃદયરોગની સંભાવના સૌથી વધારે ૫૦ વર્ષ કે તેનાથી ઉપરની ઉંમરવાળા લોકોમાં જોવા મળે છે. વિશ્વ સ્વાસ્થ્ય સંગઠનના અનુસાર હાર્ટ એટેકના લગભગ ૫૦ ટકા મામલામાં હાર્ટની ધમનીઓમાં વધેલું કોલેસ્ટ્રોલ જવાબદાર હોય છે. આપણું હાર્ટ લગભગ ૨૫૦ ગ્રામથી ૩૦૦ ગ્રામ વજનનું અને ૧૨ સે.મી. લાંબું તથા ૯ સે.મી. પહોળું હોય છે અને એક મિનિટમાં ૭૨ વખત ધડકે છે. મનુષ્યનું જીવન આજ હૃદયની ધડકનમાં સમાયેલું છે. આના બંધ થતાંની સાથે જ શરીરની બધી જ ક્રિયા-કલાપો રોકાઈ જાય છે અને જીવનની લીલા સમાપ્ત થઈ જાય છે.

હૃદયરોગનાં કારણ :

(૧) આનુવંશિકતા (૨) માનસિક તાણ (૩) વસાનો સંબંધ (૪) ધૂમ્રપાન (૫) ઉચ્ચ રક્તચાપ (૬) સ્થૂળતા (૭) શ્રમ વિનાનું જીવન (૮) આરામ કરવો. (૯) લિંગ એટલે કે પુરુષોમાં આ રોગની અધિકતા (૧૦) મશીનીકરણ જીવનશૈલી વગેરે છે.

ચિકિત્સા વિજ્ઞાનના અનુસાર હૃદયને અત્યંત મહત્ત્વપૂર્ણ તથા કોમળ

અંગ માનવામાં આવે છે. અતઃ પશ્ચિમી વિકસિત અને ઉદ્યોગવાળાં રાષ્ટ્રોની તુલનામાં ભારત જેવા અતિ ગરીબ, સુવિધાહીન અને શાકાહાર જીવન જીવવાવાળા લોકોમાં આ રોગની સંભાવનાઓ ખૂબ જ ઓછી હોવી જોઈએ. પરંતુ દુર્ભાગ્યથી આ સિદ્ધાંત એકદમ વિપરીત પડવા લાગે છે. એક અનુમાનના અનુસાર આપણા દેશની લગભગ ૧૦ ટકા આબાદી કોઈના કોઈ રૂપમાં હૃદયરોગથી પીડિત છે. વાસ્તવમાં યોગના નિયમિત અભ્યાસથી શારીરિક માંસપેશીઓ અને અસ્થિઓ સંબંધી સાંધા તો વધારે ચુસ્ત-દુરસ્ત બને જ છે. હૃદયતંત્ર, ફેફસાં જેવા મહત્ત્વપૂર્ણ અંગ પણ વધારે સક્ષમ બને છે. યોગમાં કેટલીક મુદ્રાઓ, આસન અને પ્રાણાયામ હૃદયરોગીઓના માટે ખૂબ જ વધારે લાભપ્રદ હોય છે. તથા જો સ્વસ્થ વ્યક્તિ આનો નિરંતર અભ્યાસ કરશે તો તે આજીવન હૃદય સંબંધી રોગથી મુક્ત રહેશે.

૧. અપાન મુદ્રા વિધિ :

અંગૂઠાથી ત્રીજી (મધ્યમા) અને ચૌથી (અનામિકા) આગળીના ટેરવાને

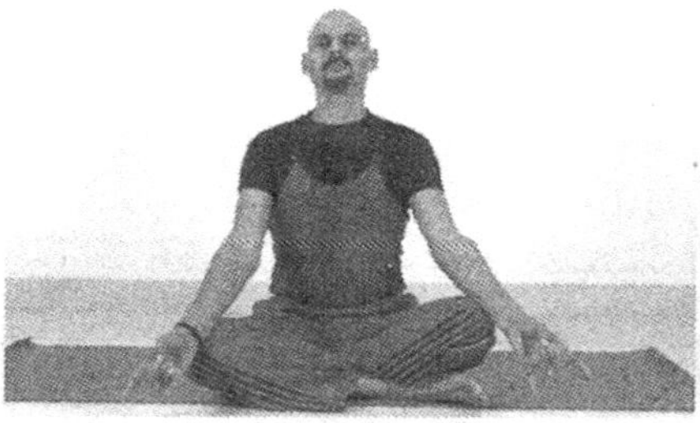

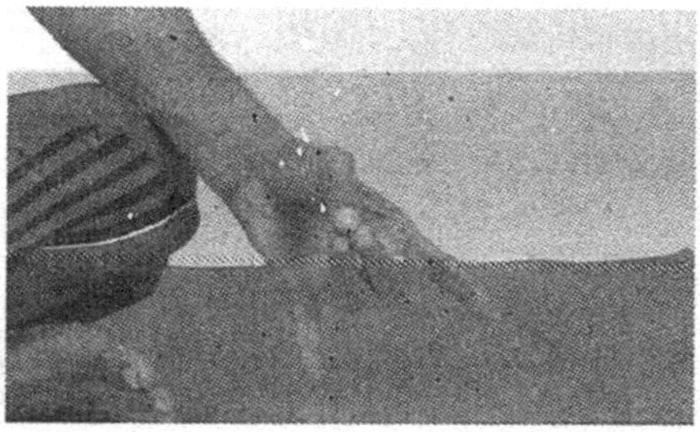

અંગૂઠાના ટેરવાથી મેળવીને અપાન મુદ્રા બને છે. આ મુદ્રાનો અભ્યાસ બંને હાથથી રોજ નિયમાનુસાર ૧૦ મિનિટ સુધી કરવો જોઈએ અને જો તમારી પાસે સમય વધારે છે તો તમે આનો અભ્યાસ વધારે પણ કરી શકો છો.

લાભ :

આ મુદ્રા જ્યાં હૃદયરોગીઓ માટે રામબાણનું કામ કરે છે ત્યાં જ આ મુદ્રાથી મધુપ્રમેહ, ઉચ્ચ રક્તચાપ, માથાનો દુઃખાવો, બેચેની સારી થઈ જાય છે.

૨. હૃદય સ્તંભન ક્રિયા :

આ ક્રિયાને કરવા માટે આપણે ઑફિસ કે ઘરમાં વગર તાણે કે

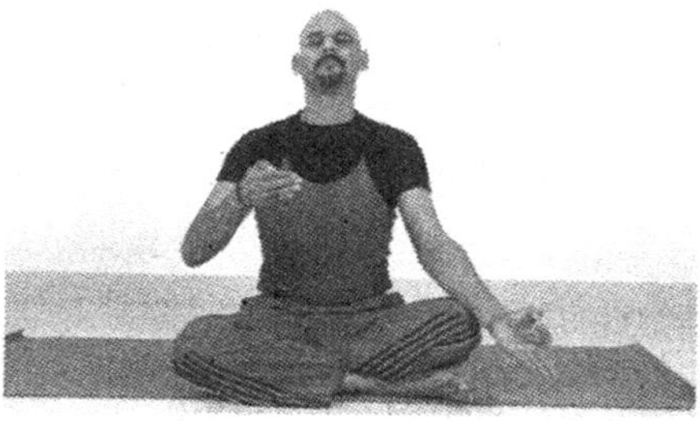 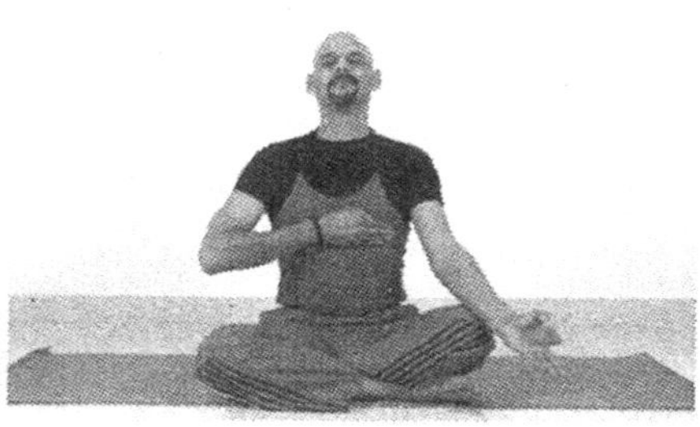

સુખાસનની અવસ્થામાં બેસી જઈએ અને પોતાના ડાબા હાથને આપણા સાથળ કે પછી પોતાના ખોળામાં મૂકીએ. કમર, ડોક એકદમ સીધી, ચહેરો તાણમુક્ત અને પછી પોતાના જમણા હાથની પાંચે આંગળીઓને ભેગી કરીને કપ જેવો (cup shaped) આકાર બનાવી લો અને પછી છાતીના ડાબા ભાગ એટલે કે હૃદયવાળા ભાગ ઉપર ધીમે-ધીમે થાબડો, આ ક્રિયાને ઓછામાં ઓછા ૫૦ વખત કરો. આ ક્રિયાના મારફતે આપણા હૃદયનો મસાજ થાય છે અને તેમાં સંચાર વધે છે અને શક્તિ મળે છે, શરીરથી સૂક્ષ્મવિકાર દૂર થાય છે. આનાથી હૃદયની કાર્યક્ષમતા વધી જાય છે.

૩. શવાસન વિધિ :

શવાસન કે પછી 'શિવાસન' અર્થાત કલ્યાણકારી આસન છે. આ આસનથી આપણા શરીરની આકૃતિ શબ-જેવી કે પછી મરેલા વ્યક્તિ જેવી હોય છે. આ માટે આપણા યોગીઓએ આનું નામ 'શવાસન' રાખ્યું છે.

વિધિ :

આ આસનમાં પીઠના ભાગે સૂઈ જાઓ, બધાં અંગો તથા માંસપેશીઓને એકદમ ઢીલાં છોડી દો. શરીરના એક એક અવયવ અને કોશિકાને તાણમુક્ત

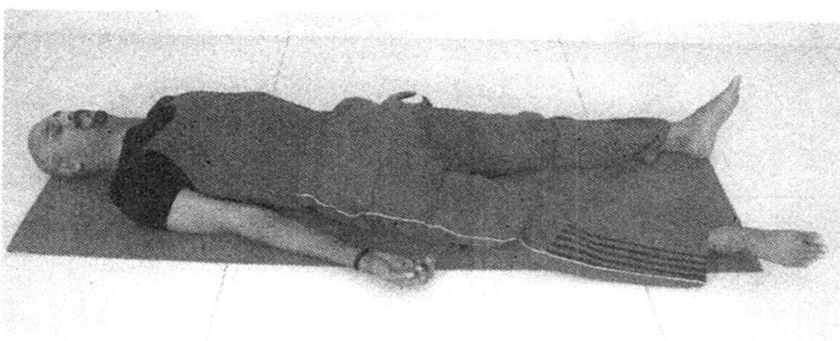

કરો. ક્યાંય અકડન કે તાણ ન હોવી જોઈએ. મન અને મસ્તિષ્કને વિચારશૂન્ય કરીને ધીમે-ધીમે ઊંડા શ્વાસ લો અને છોડો, શ્વાસ જેટલા ઊંડા અને શાન્ત હશે તથા શરીર જેટલું ઢીલું હશે એટલી જ જલદીથી તથા વધારે તમે લાભાન્વિત થશો. શ્વાસના લેવા અને છોડવાની સાથે જ મનમાં આ ભાવ લાવો કે તમારું સંપૂર્ણ શરીર તાણ મુક્ત થઈ રહ્યું છે. આ આસનનો અભ્યાસ દરરોજ ઓછામાં ઓછા ૧૦ મિનિટ સુધી અવશ્ય કરો.

લાભ તથા પ્રભાવ :

આના અભ્યાસથી જર્જર શરીરમાં નવજીવન તથા નવચેતનાનો સંચાર થાય છે. શવાસનમાં સ્નાયુઓની કઠોરતા, મસ્તિષ્કની અસ્થિરતા તથા અશાંતિ દૂર થાય છે. શરીર તથા મનના દોષ દૂર થાય છે. હૃદયરોગ, ઉચ્ચ રક્તચાપમાં રામબાણનું કામ કરે છે. દિલ, મગજ, મન અને શ્વસનતંત્રને આરામ મળે છે. માનસિક તાણ, ક્રોધ, અનિદ્રા, ગાંડાપણું વગેરેથી મુક્તિ મળે છે. શારીરિક સ્થિરતા તથા મનમાં સુખાનુભૂતિ થવાથી આ આસન પોતાની પરિભાષામાં પૂર્ણ સાચું ઊતરે છે. આ આસન નથી પરંતુ યોગ સાધનાનું એક એવો આધાર છે જેના સહારે આપણે અનંતકાળ સુધી અનવરત-બોધયુક્ત સાધના કરી શકીએ છીએ. અનિદ્રાથી મુક્તિ મળે છે.

સાવધાનીઓ :

આ આસનનો અભ્યાસ કરતી વખતે ઊંઘવાની મનાઈ છે અને અચાનક ઊઠવાની પણ મનાઈ છે.

વિશેષ :

યોગનું આ આસન શરીર, પ્રાણ, ચિત્ત તથા મન બધામાં જ અભૂતપૂર્વ શક્તિ, સ્ફૂર્તિ તથા ચેતનાનો સંચાર કરે છે.

૪. હાસ્યયોગનો અભ્યાસ :

સૌ પ્રથમ સામાન્ય અવસ્થામાં બેસો અથવા ઊભા રહીને પણ અભ્યાસ કરી શકો છો. આ વિધિમાં અટ્ટહાસ્ય કરીને મુખને ખોલીને પૂર્ણ અવાજની સાથે નિરંતર હસતા રહીને ક્ષમતાનુસાર સતત કૃત્રિમ હાસ્ય હસવાનું છે.

લાભ :

જ્યારે આપણે હસીએ છીએ તો આપણાં ફેફસાંમાં વધારે ઑક્સિજન પહોંચે છે. જેનાથી શ્વાસની જૂનામાં જૂની માંદગીથી મુક્તિ, ઇમ્યુન સિસ્ટમના

નેચરલી ક્લિર સેલ્સ અને ટી સેલ્સને પ્રોત્સાહન મળે છે. હાસ્ય આપણા હૃદયમાં સ્થિત રક્તવાહિનીઓની 'ઇંડોથેલિયમ' નામક પરતના સોજાને ઓછા કરે છે અને હાસ્યથી બ્લડ પ્રેશર અને હૃદયના ધડકનની ગતિમાં સુધાર આવે છે.

૫. શશાંકાસન વિધિ :

શશાંક એટલે કે સસલું કે પછી ચન્દ્રમા. આ આસનથી આપણા શરીરની આકૃતિ શશાંક એટલે કે સસલા જેવી થઈ જાય છે. આ માટે આનું નામ શશાંકાસન રાખ્યું છે.

વિધિ :

સૌપ્રથમ જમીન ઉપર વજ્રાસનની અવસ્થામાં બેસી જાઓ અને પછી લાંબા-ઊંડા શ્વાસ ભરો અને સાથે-સાથે બંને હાથને ઉપરની બાજુએ લઈ જઈને ખેંચો, ધ્યાન રાખો હથેળીઓ ખૂલેલી અને સામેની બાજુએ હોવી

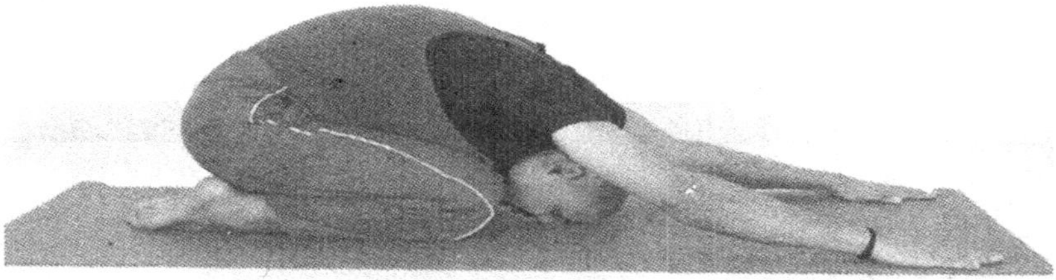

જોઈએ. હવે શ્વાસને બહાર કાઢતા કમર સુધીના ભાગને નીચેની બાજુએ વાળીને પોતાના બંને હાથની હથેળીને જમીન ઉપર લગાવો. પછી માથાને જમીન ઉપર લગાવો. આપણા શ્વાસની ગતિ વળેલા રહેવા પર સામાન્ય હશે. આપણી ક્ષમતાનુસાર અને સમયાનુસાર આ આસનમાં રોકાવો અને પછી ધીમે-ધીમે હાથ ઉપર લાવીને ઉપરની બાજુએ આવો, આ આસનનું એક ચક્ર થયું. આ આસનને ૫ વખત અવશ્ય કરો.

લાભ તથા પ્રભાવ :

આ આસનના અભ્યાસથી આપણું મન શાંત થાય છે. એકાગ્રતા દૃઢ નિશ્ચય, ક્રોધ ઉપર નિયંત્રણ, માનસિક સંતુલન બુદ્ધિનો વિકાસ અને

દષ્ટિકોણ સકારાત્મક થાય છે. આનાથી દમ, હૃદયરોગી, ફેફસાં રોગ અને શ્વાસ સંબંધિત વિકાર દૂર થાય છે. આ આસન મેરૂદંડ માટે ખૂબ જ લાભપ્રદ હોય છે. ચહેરા ઉપર લાલીમા, કાન્તિ, તેજ વધે છે. સ્ત્રીઓ માટે આ આસન વિશેષ રૂપથી લાભદાયક હોય છે. શશાંકાસન આપણા શરીરનાં સંપૂર્ણ અંગોના થાકને દૂર કરે છે.

સાવધાનીઓ :

સ્લિપ ડિસ્ક, ગર્ભવતી સ્ત્રીઓ અને વાના રોગી યોગગુરુની સલાહ-માર્ગદર્શન વગર આ આસનનો અભ્યાસ ન કરે.

૬. અમૂલ્ય સલાહ :

લસણમાં કોલેસ્ટેરોલની માત્રાને ઓછું કરવાની જબરદસ્ત ક્ષમતા છે. લસણ ચિર યૌવન પ્રદાન કરે છે. ૫૦ વર્ષની ઉંમરવાળો વ્યક્તિ જો ૫૦ દિવસ સુધી બે લસણની કળીઓ સવારે ખાલી પેટે સેવન કરે તો તે આજીવન હૃદયરોગ તથા ઉચ્ચ રક્તચાપથી છુટકારો મેળવી શકે છે. લસણને પોતાના જીવનમાં ખાનપાનનો અભિન્ન અંગ બનાવો. આ માટે લસણને ભૂલોકનું અમૃત માનવામાં આવ્યું છે.

❑

પ્રજનનતંત્રના રોગોમાં ઉપયોગી આસન :

આધુનિક યુગમાં આપણું જીવન પૂર્ણતઃ મશીનો ઉપર નિર્ભર કરે છે. આપણા ખાવા-પીવાનું અને પહેરવેશનો ઢંગ એકદમ અલગ જ થઈ ગયો છે. જેનાથી આપણું પ્રાકૃતિક સૌંદર્ય ગુમ થઈ રહ્યું છે. આપણા ભોજનમાં અનેક રાસાયણિક પદાર્થોના પ્રયોગ થવાથી તંદુરસ્તી ઉપર ખરાબ અસર પડી રહી છે. જેનાથી જીવન-નિર્જીવ સમાન થતું જઈ રહ્યું છે અને સમાજમાં લોકો રક્તચાપ, વા, દમ, કબ્જ અને પ્રજનનતંત્રને લગતા રોગોથી પીડિત છે. આનાથી આ વિપરીત સ્થિતિમાં માનવમાત્રની પાસે એક જ વિકલ્પ રહ્યો છે અને એ છે યોગ !

સમયની પાબંદી અને વ્યસ્તતા એ મળમૂત્ર ત્યાગ કરવાની સબળ આવશ્યકતાને પણ સંયમપૂર્વક દબાવવાની વૃત્તિને જન્માવે છે. પરંતુ આ સંયમનાં કુપરિણામો ઉપર લગભગ લોકોનું ધ્યાન નથી રહેતું. આનાથી મૂત્રાશયની માંસપેશીઓ દુર્બળ થઈ જાય છે. પરિણામ સ્વરૂપ વારંવાર મૂત્રપ્રવૃત્તિ, ઉધરસ અથવા જોર લગાવવા ઉપર પોતાની જાતે મૂત્ર બહાર નીકળી જાય છે. સ્ત્રીઓમાં મૂત્રત્યાગના સમયે પીડા, શ્વરનો દુઃખાવો, યોનિમાં સફેદ સ્રાવ તથા માસિક રજોધર્મમાં અનિયમિતતા વગેરે સ્થિતિઓ ઉદ્ભવે છે. કેટલાંક યોગાસનો તથા મુદ્રાઓને નિયમિતરૂપથી કરવા ઉપર આ સમસ્યાથી મુક્ત થઈ શકાય છે. જેમકે વજ્રોલી મુદ્રા, ધનુરાસન, મકરાસન વગેરે.

આઓ, પ્રજનનતંત્રને લગતા રોગોના સંબંધમાં કેટલાંક ઉપયોગી યોગાસનોના વિષયમાં જાણકારી પ્રાપ્ત કરીએ.

૧. ધનુરાસન :

આ આસનમાં આપણા શરીરની આકૃતિ 'ધનુ' એટલે કે 'ધનુષ'ના સમાન થઈ જાય છે. આ માટે યોગીઓએ આનું નામ 'ધનુરાસન' રાખ્યું છે.

વિધિ :

પેટના ભાગે સૂઈ જાઓ અને ઢીંચણ સુધી પોતાના પગ વાળી લો.

બંને હાથથી પોતાની ઘૂંટીઓ પકડી લો. પગને બહારની બાજુએ ખોલીને શ્વાસનું રેચન એટલે કે શ્વાસને છોડીને ઢીંચણને ઉપર ઉઠાવો. શરીરને ધનુષના જેવું બનાવો. વધારેથી વધારે પોતાના શરીરને ઉપરની બાજુએ ખેંચો, પેટનો ભાગ જમીનને સ્પર્શ કરશે, જ્યાં સુધી સરળતાપૂર્વક શ્વાસ રોકીને આ આસનમાં રહી શકો ત્યાં સુધી રહો. પછી શ્વાસ કાઢીને પાછા આવો. આ રીતે આ આસનનું એક ચક્ર પૂરું થાય છે. ઓછામાં ઓછા ૩થી ૫ ચક્રોનો અભ્યાસ કરો.

લાભ તથા પ્રભાવ :

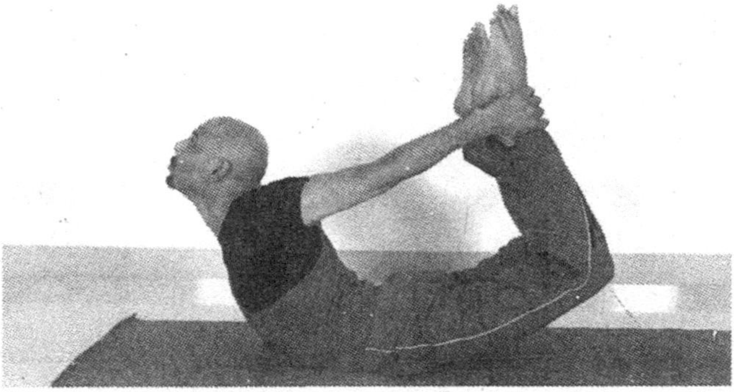

આ આસનના અભ્યાસથી કબજિયાત, અપચો, ગૅસ અને અજીર્ણની ફરિયાદ દૂર થઈ જાય છે. આના અભ્યાસથી કમર પાતળી અને છાતી પહોળી થાય છે. આનાથી ગળું, ભુજાઓ અને ખભાના વ્યાયામ સારી રીતે થાય છે. શ્વાસને લગતા રોગોમાં રામબાણનું કામ કરે છે. આ આસન આપણા હૃદયને સબળ બનાવે છે. સ્ત્રીઓમાં માસિક ધર્મ ગર્ભાશયના વિકાર અને વાંઝિયાપણું જેવા રોગોને પણ દૂર કરે છે. આપણા લિવર અને પેનક્રિયાજ ગ્લેન્ડની મસાજ કરે છે. કમરના ૩૩માં વટ્રિવા (એટલે કે મણકો)ની મસાજ કરે છે.

સાવધાનીઓ :

હૃદયરોગી, ઉચ્ચ રક્તચાપ, અલ્સર, હર્નિયા અને ગર્ભવતી સ્ત્રીઓ આનો અભ્યાસ ન કરે.

૨. અર્ધમત્સ્યેન્દ્રાસન :

યોગી ગોરખનાથના ગુરુ સ્વામી મત્સ્યેન્દ્રનાથ આ આસનમાં બેસતા

હતા. જોકે આ એક દુષ્કર આસન છે. આ માટે આને સરળ કરીને અર્ધમત્સ્યેન્દ્રાસનનું નામ આપવામાં આવ્યું છે.

વિધિ :

જમીન ઉપર બેસીને ડાબા પગની એડીને જમણી બાજુએથી લાવીને નિતંબની નજીક આ પ્રમાણે સ્થાપિત કરો કે એડીનો ભાગ આપણા નિતંબને અડકે. ત્યાર પછી જમણા પગને ડાબા પગના ઢીંચણની નજીક જમીન ઉપર પગના પંજાને જમાવીને રાખો. પછી ડાબી ભુજાને વક્ષસ્થળની પાસે લાવીને કાંખના ભાગને જમણા પગના ઢીંચણના નીચે સાથળની ઉપર સ્થાપિત કરો. તેના પછી જમણા હાથને પાછળની તરફથી કમરને લપેટીને નાભિને અડકવાનો પ્રયાસ કરો. મેરૂદંડને પોતાના અવલંબ ઉપર પૂર્ણવાળી દો. જેથી બંને ખભા એકરેખામાં થઈ જાય. જેટલું વધારે તમે વાળશો. એટલું વધારે લાભ થશે. થોડીક વાર આ જ અવસ્થામાં રોકાઓ, ન રોકાઈ શકવાની અવસ્થામાં આસનને છોડો અને આ જ પ્રમાણે આ આસનને બીજી તરફથી પગ અને હાથને બદલીને કરો. બંને બાજુએથી ઓછામાં ઓછા ૨-૨ વખત અવશ્ય કરો. શ્વાસની ગતિ સામાન્ય રહેશે.

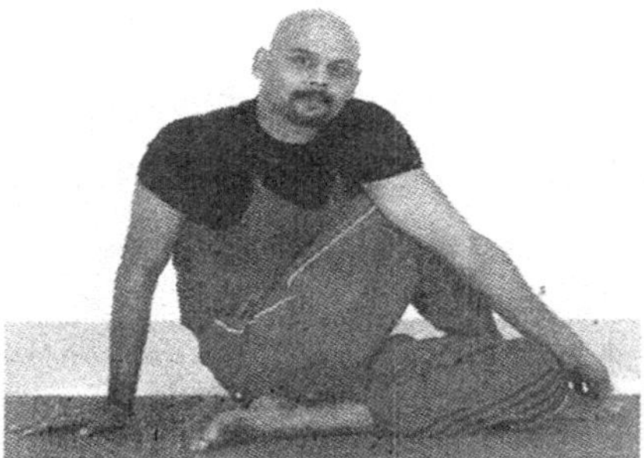

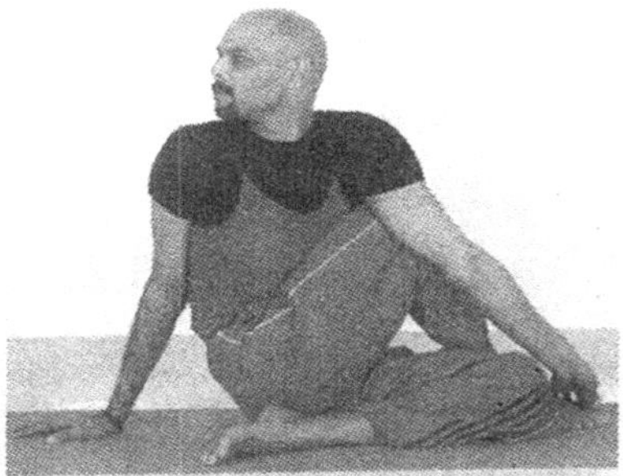

લાભ તથા પ્રભાવ :

આ આસનમાં મેરૂદંડને તેની ધરી ઉપર જ જમણે અને ડાબે વાળીએ છીએ, જેનાથી સ્નાયુમંડળ વધારેથી વધારે પ્રભાવિત થાય છે. આ આસનને કરવાથી પ્રાણ અને અપાનની એકતા થાય છે. આ આસન મેરૂદંડને લચીલું અને મજબૂત બનાવે છે. આ આસન મધુપ્રમેહના રોગીઓના માટે રામબાણનું કામ કરે છે. આ પેનક્રિયાજ ગ્લેન્ડને ઉત્તેજિત કરે છે. ફેફસાં

અને હૃદયને આ આસનથી બળ પ્રાપ્ત થાય છે. આ આસન બ્રહ્મચર્ય પાલનમાં સહાયક થાય છે. આના અભ્યાસથી કલોમ તથા યકૃત બંને ગ્રંથિઓ ખૂબ જ પ્રભાવિત થાય છે.

સાવધાનીઓ :

અલ્સર, હર્નિયા, સાઇટિકા, ગર્ભવતી સ્ત્રીઓ અને સ્લિપ ડિસ્કના રોગી આનો અભ્યાસ ન કરે. આ આસન કરતાં પહેલાં પતંગિયા આસનનો અભ્યાસ જરૂર કરો. જેનાથી આપણી માંસપેશીઓમાં ખેંચાણ નહીં આવે.

પ્રકૃતિના નિયમોના અનુસાર શરીર સ્વયંને સ્વસ્થ અને સારી હાલતમાં રાખવા ઇચ્છે છે. પ્રજનનતંત્ર સંબંધિત રોગ વીર્યરોગના અન્તર્ગત આવે છે. વીર્યરોગમાં રોગનો ઉપચાર ન કરીને સ્વાસ્થ્ય તથા બલવીર્યવર્ધક ઉપચાર કરવામાં આવે છે. અતઃ આસન, મુદ્રા અને પ્રાણાયામની મદદ લઈને જીવનઊર્જાને વધારવી જોઈએ.

❑

પશુઓના જીવનનો આધાર
પ્રાણીઓનો પ્રાણ છે આ આહાર

આજે સ્ત્રી-પુરુષોમાં વધારે થવાવાળો રોગ છે જેને અપવન ગૅસનો રોગ, ગૅસ્ટ્રીક ટ્રબલ અને વાયુગોળા જેવા નામથી ઓળખવામાં આવે છે. વારંવાર ગુદા માર્ગથી અપનાવાયુ ઉત્સર્જિત થવો તથા ક્યારેક-ક્યારેક તો ખૂબ જ દુર્ગન્ધહીન ગૅસ નીકળવો, ઓડકાર વધારે લેવા તથા પેટમાં ગળ-ગળાહટનો શબ્દ આનાં મુખ્ય લક્ષણ છે. લગભગ જેની પાચનશક્તિ ખરાબ રહે છે તથા જે પ્રાયઃ કબજિયાતના શિકાર રહે છે તેવા લોકો ગૅસની તકલીફથી પ્રાયઃ હેરાન હોય છે.

ગૅસ બનવાનાં કારણ કયાં છે ?

આ રોગ માટે ભાવનાત્મક અને ખોરાક બંને જ ઉત્તરદાયી હોય છે. રોજી-રોટીના સંઘર્ષમાં મનુષ્યમાં ભાવનાઓનો અત્યાધિક ઉતાર-ચઢાવ, ચિંતા, આવેશ અને સામાજિક વ્યવસ્થાથી અસન્તુષ્ટિ વગેરે માનસિક બદલાવના કારણે પેટમાં અમ્લની માત્રા અને પાચન વ્યવસ્થાના રક્તસંચાર તથા આંતની ગતિવિધિ ઉપર પણ અસર કરે છે અને ત્યાં જ બીજી બાજુ અનિયમિત ભોજન, ઉતાવળમાં વગર ચાવે ભોજન ખાવું, શેકેલું, તળેલું, ગરિષ્ઠ, અધપાકું, વાસી, ચા અને કૉફીનું સેવન, ધૂમ્રપાન અને મદિરા કેટલીક હદ સુધી આ રોગનાં શારીરિક કારણ છે. કેટલીક વખત દર્દનિવારક ગોળીઓનું વધારે પડતું સેવન આના માટે જવાબદાર હોય છે. રોગીના આંતરડામાં હલચલ વધી જાય છે. પેટ ફૂલવાનું અને અત્યાધિક હવા ભરાઈ જવાની અનુભૂતિ થાય છે અને કેટલીક સીમા સુધી ખાટા ઓડકાર, છાતીમાં બેચેની, હૃદયની ધડકનનું તીવ્ર થવું, પેટમાં વધારે દુઃખાવો, હાથ-પગનું અકડી જવું, પેશાબમાં અવરોધ શરીરમાં ગરમીનો અનુભવ થવો.

પ્રાકૃતિક ઉપચાર અને ખાન-પાન દ્વારા ગૅસ ઉપચાર :

અત્યધિક ગૅસ થવા પર વ્યક્તિને બધા જ પ્રકારનાં કષ્ટ થાય છે. આના માટે સર્વપ્રથમ આપણે આપણી દિનચર્યાને વ્યવસ્થિત તથા નિયમિત બનાવવી જોઈએ. તાંબાના વાસણમાં રાત્રે પાણી રાખીને સૌપ્રથમ સવારે ઊઠીને સેવન કરવું જોઈએ. ભોજનના સમયે નિયમિત હળવું સાદું ભોજન બે વખત, વધારે માત્રામાં ભોજનને બદલે કેટલીક વખત થોડું-થોડું કરવું જોઈએ. શાકભાજીમાં વટાણા, બીન્સ, ચણા, રાજમાનો પરિત્યાગ કરવો જોઈએ. વધારે તીખા મિર્ચ-મસાલા, તળેલી વસ્તુ ખાવી જોઈએ નહીં. ભોજન ચાવી-ચાવીને ખાવું જોઈએ. ભોજનના પછી તરત ઊંઘવું ન જોઈએ. ખુલ્લી હવામાં ફરવું, હળવો વ્યાયામ, તાણ દૂર કરવા માટે હળવા મનોરંજનવાળાં પુસ્તકો વાંચવાં જોઈએ. તાણરહિત દિનચર્યા સંયમિત તથા સંતુલિત આહાર આ અવસ્થાથી બચવાનો સૌથી સરળ ઉપચાર છે.

યોગાભ્યાસ દ્વારા ગૅસ સમસ્યાનું નિદાન :

"જોવામાં આવ્યું છે કે પ્રાયઃ પશુ ખાવાના પહેલા પોતાનાં ભોજનને સૂંઘે છે પછી ખાવા માટે મોઢું ખોલે છે. પરંતુ માણસ પ્રથમ મોઢું ખોલે છે, ખાય છે, ચાટી જાય છે અને ચાવે છે. કડવું લાગવા પર થૂંકી દે છે."

શું આજ છે મનુષ્યની શ્રેષ્ઠતાની નિશાની ?

માનવશરીરની વિકૃતિનું કારણ આપણું પેટ છે. બધા રોગો પેટથી આવે છે. અર્થાત પાચનતંત્ર જે મુખથી શરૂ થઈને ગુદા સુધી છે. જે ખાવાનું આપણે ખાઈએ છીએ, એનાથી રસ બને છે અને એ રસથી રક્ત, માંસ વગેરે ધાતુઓનું નિર્માણ થાય છે. પરંતુ જો પાચનતંત્ર કોઈપણ અંગમાં વિકાર આવી જાય તો ઉદર સંબંધી બધા જ રોગો થઈ જાય છે.

શરીરને નીરોગી રાખવા માટે પ્રાચીન કાળથી જ યોગનો ઉપયોગ થતો આવ્યો છે. યોગ એક વૈજ્ઞાનિક ચિકિત્સા પદ્ધતિ છે. જેનો ઉપયોગ ફક્ત નીરોગી રહેવા માટે જ નહીં, બલ્કી રોગના ઉપચાર માટે પણ થાય છે. યોગાભ્યાસ નિરંતર કરવાથી પાચનતંત્ર સંબંધી રોગને આપણે મૂળથી નાબૂદ કરી શકીએ છીએ. યોગશાસ્ત્રોમાં ગૅસ સંબંધિત રોગથી મુક્તિનાં ઘણાં આસનોનું વર્ણન કરવામાં આવ્યું છે. આ આસનો પ્રાણાયામ

અને મુદ્રાઓના આધાર ઉપર આપણા પાચનતંત્રના અંગોને સ્વસ્થ અને રોગમુક્ત રાખી શકાય છે.

(૧) વજ્રાસન (૨) ઉત્તાનપાદાસન (૩) સર્વાંગાસન (૪) હલાસન (૫) મત્સ્યાસન (૬) પશ્ચિમોત્તાસન (૭) ભુજંગાસન (૮) શલભાસન (૯) મયૂરાસન (૧૦) અર્ધમત્સ્યેન્દ્રાસન (૧૧) ભસ્ત્રિકા પ્રાણાયમ (૧૨) અગ્નિસાર ક્રિયા.

૧. વજ્રાસન :

આ આસનનો સીધો પ્રભાવ આપણા શરીરની વ્રજનાડી ઉપર પડે

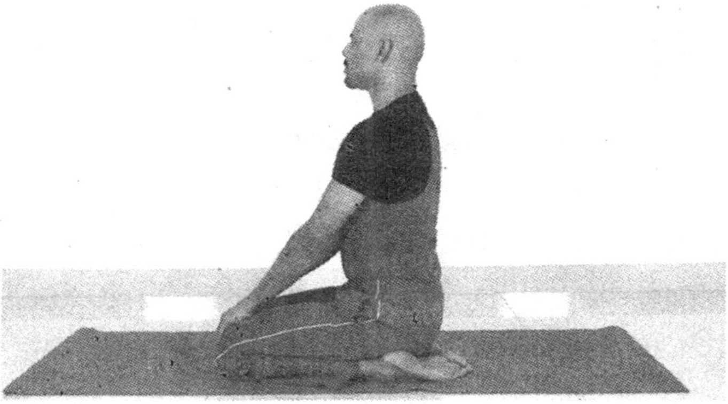

છે. અને આના અભ્યાસથી અભ્યાસી વજ્રના સમાન કઠોર અને સખત થઈ જાય છે. આ માટે આપણા યોગીઓએ આનું નામ વજ્રાસન રાખ્યું છે. આ આસનમાં ઇસ્લામ ધર્મ અને બૌદ્ધ ધર્મના અનુયાયી પૂજા અને ધ્યાન કરે છે.

વિધિ :

બંને પગને પાછળની બાજુએ વાળીને ઢીંચણના બળ ઉપર બેસી જાઓ. પગનાં તળિયાં ઉપરની બાજુએ હોવાં જોઈએ. બંને પગના અંગૂઠા એકબીજાથી મળેલા હોય. એડીઓને આ પ્રમાણે ખોલો કે જેથી નિતંબ તેના ઉપર ગોઠવાઈ જાય. બંને હાથ સાથળ ઉપર હોવા જોઈએ. કમર, ડોક, છાતી એકદમ સીધી હોવી જોઈએ આપણા શ્વાસની ગતિ સામાન્ય હશે. આ આસનનો અભ્યાસ પોતાની ક્ષમતા અને સમયાનુસાર કરો. પહેલા-પહેલા ઓછામાં ઓછી ૨ મિનિટ સુધી આ આસનમાં બેસો. અભ્યસ્ત થયા પછી ધીમે-ધીમે સમયને વધારી શકો છો.

લાભ :

આના અભ્યાસથી વાત, અપચો, કબજિયાત રોગ મૂળથી ખતમ થઈ જાય છે. અતિનિદ્રાવાળા લોકોમાં આ પરમ ઉપયોગી છે. વિદ્યાર્થી રાત્રે જાગીને કામ કરવાવાળા લોકોના માટે આ ખૂબ જ લાભદાયક છે. આ આસનમાં નાડીઓનો પ્રવાહ ઊર્ધ્વગામી થઈ જાય છે. જેથી ભોજન શીઘ્ર પચી જાય છે. જે સ્ત્રીઓ ગર્ભવતી અવસ્થામાં આનો અભ્યાસ કરે છે તેની નોર્મલ ડિલિવરી થાય છે. આપણા પ્રજનનતંત્રવાળા ક્ષેત્રમાં રક્તનું સંચાલન ઓછું હોવાના કારણે પુરુષોમાં અંડવૃદ્ધિ એટલે કે (હાઈડ્રોસિલ) નામની બીમારી નથી થતી.

સાવધાનીઓ :

વાના રોગી આનો અભ્યાસ ન કરે.

વિશેષ :

નવા સાધકોને પગનાં તળિયાં, એડીમાં દુઃખાવાનો અનુભવ કે આભાસ થશે. આસનને ખતમ કર્યા પછી પોતાના પગને જરૂરથી હલાવો. જેનાથી રક્તસંચાર પગમાં સારી રીતે થશે. આ જ ફક્ત એવો યોગ આસન છે જેને ભોજન કર્યા પછી પણ કરી શકાય છે.

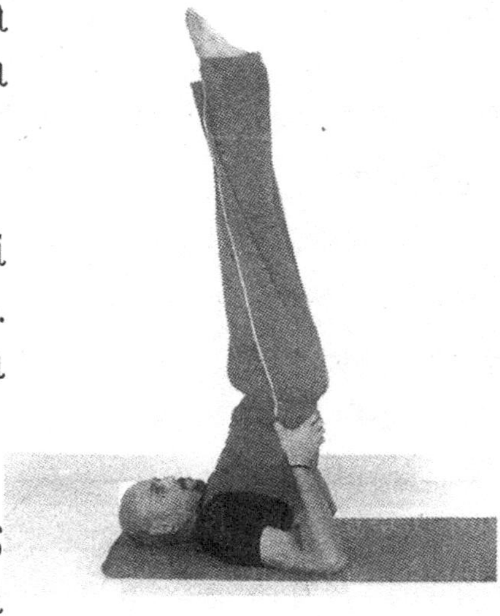

૨. સર્વાંગાસન :

આ આસનમાં આપણા શરીરનાં બધાં જ અંગોનો વ્યાયામ થાય છે. આ માટે આપણા યોગીઓએ આનું નામ સર્વાંગાસન રાખ્યું છે.

વિધિ :

જમીન ઉપર પીઠના ભાગે સૂઈ જાઓ. ત્યારબાદ બંને પગને એકબીજાથી મેળવીને કમર સુધીના ભાગને પકડી લો. પંજા ખેંચેલા સાથળ અને પગને એકદમ સીધા રાખો. ધ્યાન રાખો સાથળ, ઢીંચણ અને પગ એકદમ લાકડીની જેમ સીધા હોવા જોઈએ. દાઢી, કંઠ કૂપથી લાગેલી રહે. પગ ૯૦° ઔંસના

કોણ ઉપસ્થિત રહેશે. શ્વાસની ગતિ સામાન્ય. જેટલો સમય તમે સરળતાપૂર્વક આ આસનમાં રોકાઈ શકો ત્યાં સુધી તે સ્થિતિમાં રહો. ન રોકાઈ શકવાની અવસ્થામાં ધીમે-ધીમે હાથની મદદ વળે ધીમે-ધીમે સામાન્ય અવસ્થામાં પાછા આવો. ધ્યાન રાખો પાછા આવતી વખતે ઝાટકાની સાથે પાછા ન આવો. આ આસનનું એક ચક્ર થયું. આનો એક વખત જ અભ્યાસ કરો. આસન ખતમ કર્યા પછી શવાસનમાં થોડીક વાર રહો.

લાભ :

સર્વાંગાસન નામથી એવો ભાસ થાય છે કે આ આસનથી આપણા શરીરનાં બધાં જ અંગોનો વ્યાયામ થાય છે. આ આસનથી રક્તની શુદ્ધિ, મસ્તિષ્ક અને હૃદય અને ફેફસાંની પુષ્ટિના માટે ખૂબ જ ઉપયોગી છે. આના કરવાથી રક્તપ્રવાહ મસ્તિષ્કની તરફ થઈ જાય છે. જેનાથી શિરાઓને શક્તિ મળે છે. નેત્રજ્યોતને વધારે છે. આને કારણે આંખ, કાન, ગળા તથા હૃદયના વિકાર દૂર થાય છે. ત્વચા રોગોને ઠીક કરે છે. આ આસન સંગીત પ્રેમીઓના માટે પણ ઉપયોગી છે. આના નિત્ય અભ્યાસથી ગળાનો અવાજ સુરીલો થઈ જાય છે. જે લોકોને પગમાં અતિ ગરમી કે અત્યાધિક ઠંડી લાગે છે. તેમણે આનો અભ્યાસ અવશ્ય કરવો જોઈએ. આનાથી વાળોનું પાકવું અને રૂટવું જેવી માંદગીઓ દૂર થાય છે. વ્યક્તિ વૃદ્ધાવસ્થા ઉપર વિજય પ્રાપ્ત કરે છે. ચહેરો કાંતિવાન થઈ જાય છે.

સાવધાનીઓ :

જે લોકો ડોકના દુઃખાવા, સ્લિપ-ડિસ્ક ઉચ્ચ-રક્તચાપ, હૃદયરોગ, આંખોની નબળાઈ, રક્તની નાડીઓ અને ગર્ભવતી સ્ત્રીઓ આ આસનનો અભ્યાસ ન કરે. આ આસન અન્ય યોગાસનના પ્રમાણમાં વધુ મુશ્કેલ છે. આ માટે આનો અભ્યાસ યોગગુરુના માર્ગદર્શન નીચે કરવો.

૩. ઉત્તાનપાદાસન :

જમીન ઉપર શેતરંજી પાથરીને તેના ઉપર પીઠના ભાગે સૂઈ જાઓ. બંને પગના પંજા અને એડીઓને ભેગી કરીને રાખો તથા બંને હાથ શરીના બંને બાજુ અડાવીને સીધા રાખો. બંને પગને ઉઠાવો. યથાસંભવ સ્થિતિમાં રોકાઓ. ત્યાર પછી પગને ધીમે-ધીમે નીચે લાવો. આસન પ્રારંભમાં લગભગ ૫ વખત કરો.

લાભ :

આ આસન કબજિયાત, ગેસ, અજીર્ણ, હરસ તથા પેટના અન્ય રોગોનો નાશ કરે છે. આ આસનમાં પેટના સ્નાયુ સુચારૂ રૂપથી કાર્ય કરવા લાગે છે. ખાટા ઓડકાર, પેટના કીડા વગેરેના માટે રામબાણનું કામ કરે છે. શરીરની સ્થૂળતાને પણ ઓછી કરે છે.

૪. ભુજંગાસન :

આ આસનમાં આપણા શરીરની આકૃતિ ફેણ ઉઠાવેલા ભુજંગના જેવી હોય છે. આ માટે આપણા યોગીઓએ આનું નામ ભુજંગાસન રાખ્યું છે.

વિધિ :

પેટના ભાગે સૂઈ જાઓ, એડી, પંજા, સાથળ એકબીજાને મળેલા હોવા જોઈએ. પંજા બહારની બાજુએ ખેંચીને રાખો, બંને હાથને ખભાના

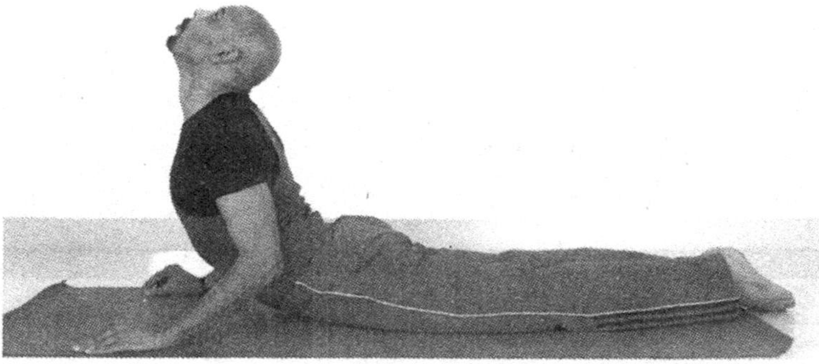

બગલમાં રાખો. કોણીઓ જમીનને સ્પર્શ કરેલી હોવી જોઈએ, હવે તમારા કમર સુધીના ભાગને હાથના ટેકાથી ધીમે-ધીમે ઉપરની બાજુએ ઉઠાવો. આપણી બંને કોણીઓ થોડીક વળેલી રહેશે. ડોક પાછળની બાજુએ. થોડોક સમય આ જ અવસ્થામાં રોકાઓ. ધ્યાન રાખો આ આસન કરતી વખતે શ્વાસની ગતિ સામાન્ય હોવી જોઈએ અને તમારી ક્ષમતાથી વધારે આસનમાં ન રોકાઓ અને પછી ધીમે-ધીમે સામાન્ય અવસ્થામાં પાછા આવો. આ આસનને ઓછામાં ઓછાં ૫ ચક્રોનો અભ્યાસ અવશ્ય કરો.

લાભ તથા પ્રભાવ :

આ આસનના અભ્યાસથી કમરનો દુઃખાવો, ડોકનો દુઃખાવો, સાઇટિકા, જેવા રોગોથી મુક્તિ મળે છે. ટૉન્સિલ, થાયરોઈડ ગ્રંથિ સ્વસ્થ બની રહે

છે. પેટ તથા આંતરડાના વિકાર દૂર થાય છે. પીઠ, છાતી હૃદય, ડોક, ખભાની માંસપેશીઓ મજબૂત થાય છે. લિવરને લાભ મળે છે. આ આસન મધુપ્રમેહમાં રામબાણનું કામ કરે છે, સ્ત્રીઓની હોજરી અને ગર્ભાશયને મજબૂતી પ્રદાન કરે છે. મેરૂદંડ લચીલું બને છે. જેની નાભિ વારંવાર ખસી જાય છે તેના માટે ખૂબ જ ઉપયોગી છે.

સાવધાનીઓ :

હર્નિયા, અલ્સર અને હૃદયરોગી આ આસનનો અભ્યાસ ન કરે. ગર્ભવતી મહિલાઓ, યોગગુરુના માર્ગદર્શન મુજબ અભ્યાસ કરે.

પ. શલભાસન ક્રિયા :

આપણા યોગીઓએ આ આસનનું નામ 'શલભાસન' એટલા માટે રાખ્યું છે કે આ આસનને કરતી વખતે આપણા શરીરની આકૃતિ 'શલભ' અર્થાત 'ટિડ્ડી'ના જેવી થઈ જાય છે.

વિધિ :

જમીન ઉપર પેટના ભાગે સૂઈ જાઓ. બંને હાથને પોતાના સાથળની નીચે રાખો. છાતી અથવા દાઢી જમીનને સ્પર્શ કરતી હોય. બંને પગના પંજા અને ઘૂંટી એકબીજાને પરસ્પર મળેલા હોય. ત્યાર પછી શ્વાસ અંદર

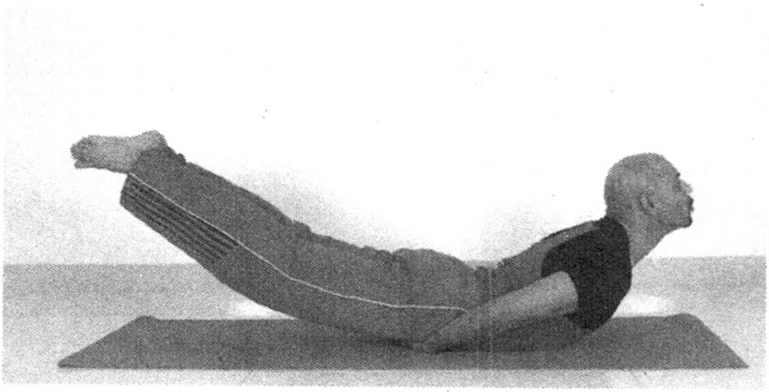

ભરીને કમરના ઉપરી અને નીચલા ભાગને ઉઠાવીને સાથે સાથે પોતાના ખભા, ડોક અને માથાને પણ ઉઠાવો. શરીરનો સંપૂર્ણ ભાર આપણા હાથ ઉપર હશે. આપણે એ પ્રયાસ કરીશું કે આપણા સાથળ વધારેથી વધારે ઉપર ઊઠેલા રહે. જેટલો સમય આપણે આસાનીપૂર્વક શ્વાસ રોકીને આ આસનમાં રોકાઈ શકીએ છીએ રોકાઈએ અને પછી ધીમે-ધીમે શ્વાસ

છોડીને જમીન ઉપર પાછા આવો, આ આસનનું એક ચક્ર પૂરું થયું. આ આસનને ઓછામાં ઓછા ૩થી ૫ વખત અભ્યાસ કરો.

લાભ તથા પ્રભાવ :

આ આસનના અભ્યાસથી આપણી નાભિસ્વતઃ પોતાના સ્થાન ઉપર રહે છે. જેનાથી કે નાભિ ખસવાવાળા દોષથી બચી શકાય છે. આપણી છાતી, ખભા પહોળા અને બલિષ્ઠ થઈ જાય છે. આ આસન પાચનતંત્રને મજબૂત બનાવે છે. આપણા લોઅર-બેકને મજબૂત બનાવે છે. સ્ત્રીઓના માસિક ધર્મના દોષ, ગર્ભાશયના દોષ અને ગર્ભધારણમાં સહાયતા કરે છે. આંતરડાં, ગુદા અને પેનક્રિયાજ ગ્લેન્ડને સક્રિય કરે છે. વીર્યદોષ જેવા વિકાર દૂર થાય છે.

સાવધાનીઓ :

હૃદયરોગી, ઉચ્ચ રક્તચાપ, અલ્સર તથા હર્નિયાના રોગી આનો અભ્યાસ ન કરે.

વિશેષ :

આ યોગનું થોડુંક કઠિન આસન છે. આ આસન કરતાં ઉતાવળ ન કરશો.

૬. હલાસન ક્રિયા :

યોગીઓએ આ આસનનું નામ 'હલાસન' રાખ્યું છે કારણ કે આને કરતી વખતે આપણા શરીરની મુદ્રા 'હળ'ના સમાન થઈ જાય છે. આ માટે એને 'હલાસન' કહેવાય છે.

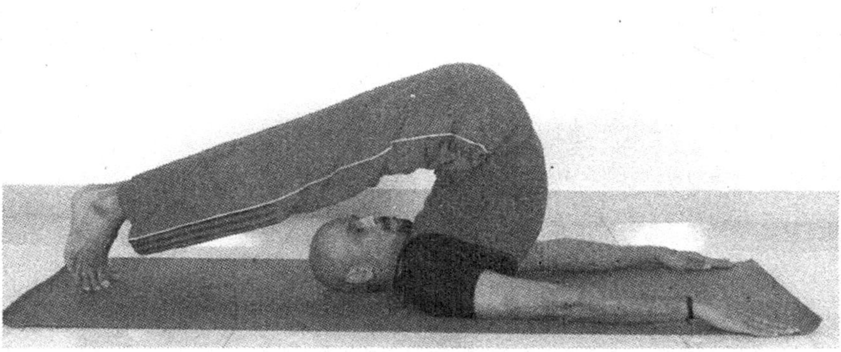

વિધિ :

સૌપ્રથમ પીઠના ભાગે સૂઈ જાઓ. બન્ને પગને ઢીંચણથી વાળી એકી સાથે ઉપર ઉઠાવો અને ધીમે ધીમે એકદમ ઉપર સુધી ઉઠાવી લંબાવો. પછી નિતંબ સહિત કમરને પણ પગની સાથે ઉઠાવીને પગને એકદમ માથાની પાછળ લઈ જાઓ. પગના અંગૂઠા તથા આંગળીઓ જમીનને સ્પર્શ કરે. આ સંપૂર્ણ પ્રક્રિયામાં ઢીંચણ વળવા ન જોઈએ અને આપણા શ્વાસની ગતિ સામાન્ય રહેવી જોઈએ. જેટલો સમય સરળતાપૂર્વક આ આસનમાં રોકાઈ શકાય ત્યાં સુધી રોકાય. ન રોકાઈ શકવાની અવસ્થામાં ધીમે ધીમે પગને ઉપર ઉઠાવીને સીધા કરો અને પછી જમીન ઉપર પાછા આવી જાઓ. નવા સાધક ઓછામાં ઓછી ૧૦ સેકન્ડ સુધી આ આસનમાં રોકાવાનો પ્રયાસ કરે. અભ્યાસી થઈ જવા ઉપર ૨ થી ૩ મિનિટ સુધી રોકાઈ શકો છો. આનો અભ્યાસ એક વખત જ કરો. આસન ખતમ થયા પછી શવાસન અવશ્ય કરો.

લાભ તથા પ્રભાવ :

આ આસન મધુપ્રમેહ, યકૃત, પ્લીહા અને પેટના રોગોના માટે અત્યંત ઉપયોગી છે. આનાથી મેરુદંડ સબળ અને લોચદાર બને છે. વાળના માટે, ચહેરા માટે લાલીમા, આંખોના રોગો માટે આ રામબાણનું કામ કરે છે. આ આસન લાંબા સમય સુધી યુવાવસ્થાને બનાવી રાખવામાં સહાયક છે. આ આસન થાયરાઈડ, પેરા થાયરાઈડ ગ્રંથિઓની કાર્યક્ષમતા વધારે છે. આ આસન દમ, શ્વાસસંબંધી રોગ, ટી.બી. અને સ્ત્રીઓ સંબંધિત બધા જ રોગોમાં લાભદાયક છે.

સાવધાનીઓ :

સ્લિપ ડિસ્ક, ડોકનો દુઃખાવો, હૃદયરોગી, ઉચ્ચરક્તચાપ, હાર્નિયાના રોગી આનો અભ્યાસ ન કરે. જો કે આ આસન થોડુંક કઠિન આસન છે. આ માટે અભ્યાસ કરતી વખતે ધૈર્ય અવશ્ય રાખો. યોગગુરુના માર્ગદર્શન મુજબ અભ્યાસ વધુ યોગ્ય ગણાશે.

૭. મયૂરાસન ક્રિયા :

યોગીઓએ આ આસનને 'મયૂરાઆસન'નું નામ એટલા માટે આપ્યું છે, કે જ્યારે આપણે આ આસનમાં સ્થિત હોઈએ છીએ ત્યારે આપણા

શરીરની આકૃતિ મયૂરના જેવી થઈ જાય છે.

વિધિ :

જમીન ઉપર તન્નસનમાં બેસી જાઓ. સાથળ અને નિતંબને ઉઠાવીને

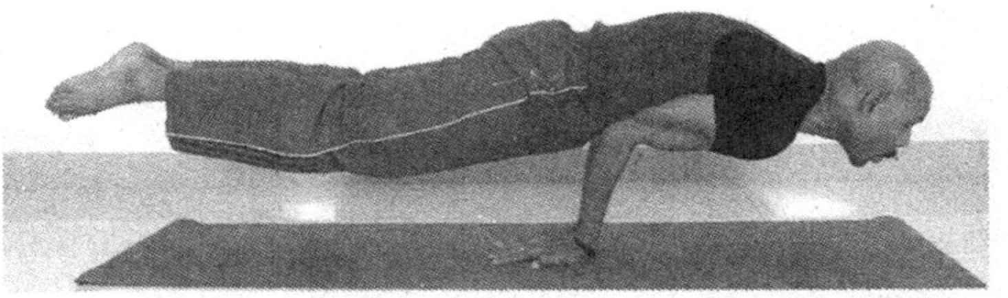

આગળની બાજુએ વળો. પછી બન્ને કોણીઓને પરસ્પર મેળવીને નાભિ ઉપર લઈ જાઓ અને પછી સંપૂર્ણ શરીરનો ભાર કોણી ઉપર આપીને ઢીંચણ અને પગને જમીન ઉપરથી ઉઠાવો. (પ્રારંભમાં થોડાક દિવસ આ જ પ્રમાણે અભ્યાસ કરો) ત્યારબાદ જ્યારે તમે અભ્યસ્ત થઈ જાઓ તો પગને પાછળ મયૂર પંખના જેમ સીધા પાછળની બાજુએ ફેલાવો અને માથાનો ભાગ સીધો રાખો. ધ્યાન રાખો બન્ને કોણીઓનો ભાગ નાભિ પર જ અડેલો રહેશે. 'શ્વાસની ગતિ' સામાન્ય રહેશે. પ્રારંભમાં આ આસનનો અભ્યાસ ૩ થી ૫ સેકન્ડ સુધી જ કરો. અભ્યસ્ત થઈ ગયા પછી આ અવધિને નિયમાનુસાર કરો અને પોતાની ક્ષમતાનુસાર વધારી શકો છો.

લાભ તથા પ્રભાવ :

આ આસનના અભ્યાસથી પેટના રોગ, કૃમિ, જૂનામાં જૂની કબજિયાત વગેરેના વિકારને દૂર કરે છે. આના અભ્યાસથી હૃદય, છાતી, કરોડરજ્જુ, ભુજા, પગ અને પાંસળીઓને બળ મળે છે. ચહેરા ઉપર લાલીમા કાંતિ, તેજ અને આંખોની રોશની વધે છે. કહેવાય છે કે મયૂર સાપ જેવી જંતુને ખાઈને પણ તેના વિષની અસરને ખતમ કરી હજમ કરી લે છે. તે જ પ્રકારે મયૂરાસનનો અભ્યાસી વિષને પણ સરળતાપૂર્વક હજમ કરી લે છે.

સાવધાનીઓ :

ઉચ્ચરક્તચાપ, હૃદયરોગી, કમજોર અને વૃદ્ધ વ્યક્તિ આ આસનનો અભ્યાસ ન કરે. મહિલાઓ માટે આ આસન વર્જીત છે. આ કઠિન આસન

છે. આ માટે યોગગુરુના સાંનિધ્યમાં આનો અભ્યાસ કરો, કૃપા કરીને આને ઉતાવળમાં ન કરશો. અભ્યાસથી આ આસન ધીરે ધીરે સાધી શકાય છે.

૮. અર્ધમત્સ્યેન્દ્રાસન :

યોગી ગોરખનાથના ગુરુ સ્વામી મત્સ્યેન્દ્રનાથ આ આસનમાં બેસતા હતા. જો કે આ એક દુષ્કર આસન છે. આ માટે આને સરળ કરીને અર્ધ મત્સ્યેન્દ્રાસનનું નામ આપવામાં આવ્યું છે.

વિધિ :

જમીન ઉપર બેસીને ડાબા પગની એડીને જમણી બાજુએથી લાવીને નિતંબની નજીક આ પ્રમાણે સ્થાપિત કરો કે એડીનો ભાગ આપણા નિતંબને અડકે ત્યાર પછી જમણા પગને પગના ઢીંચણની નજીક જમીન ઉપર પગના પંજાને જમાવીને રાખો. પછી ડાબી ભુજાને વક્ષસ્થળની પાસે લાવીને કાંખના ભાગને જમણા પગના ઢીંચણની નીચે સાથળની ઉપર સ્થાપિત કરો. તેના પછી જમણા હાથને પાછળની તરફથી કમરને લપેટીને નાભિને અડકવાનો પ્રયાસ કરો. મેરૂદંડને પોતાના અવલંબ ઉપર પૂર્ણ વાળી દો. જેથી બન્ને ખભા એક રેખામાં થઈ જાય. જેટલું વધારે તમે વાળશો એટલો વધારે લાભ થશે. થોડીક વાર આ જ અવસ્થામાં રોકાઓ, ન રોકાઈ શકવાની અવસ્થામાં આસન છોડો, આ જ પ્રમાણે આ આસનને બીજી તરફથી પગ અને હાથને બદલીને કરો. બન્ને બાજુએથી ઓછામાં ઓછા ૨-૨ વખત અવશ્ય કરો. શ્વાસની ગતિ સામાન્ય રહેશે.

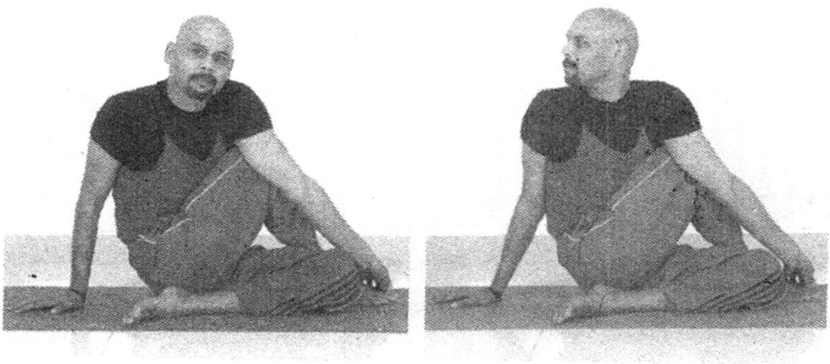

લાભ તથા પ્રભાવ :

આ આસનમાં મેરૂદંડને તેની ધરીના ઉપર જમણે અને ડાબે વાળીએ છીએ. જેનાથી સ્નાયુમંડળ વધારેથી વધારે પ્રભાવિત થાય છે. આ આસનને કરવાથી પ્રાણ અને અપાનની એકતા થાય છે. આ આસન મેરૂદંડને લચીલું અને મજબૂત બનાવે છે. આ આસન મધુપ્રમેહના રોગીઓની માટે રામબાણનું કામ કરે છે. આ પેનક્રિયાજ ગ્લેન્ડને ઉત્તેજિત કરે છે. ફેફસાં અને હૃદયને આ આસનથી બળ પ્રાપ્ત થાય છે. આ આસન બ્રહ્મચર્યપાલનમાં સહાયક થાય છે. આના અભ્યાસથી કલોમ તથા યકૃત બન્ને ગ્રંથિઓ ખૂબ જ પ્રભાવિત થાય છે.

સાવધાનીઓ :

અલ્સર, હાર્નિયા, સાઈરિકા, ગર્ભવતી સ્ત્રીઓ અને સ્લિપ ડિસ્કના રોગી આનો અભ્યાસ ન કરે. આ આસનને લગાવવાથી પહેલા પતંગિયા આસનનો અભ્યાસ જરૂર કરો. જેનાથી આપણી માંસપેશીઓમાં ખેંચાણ નહીં આવે.

૯. અગ્નિસાર ક્રિયા :

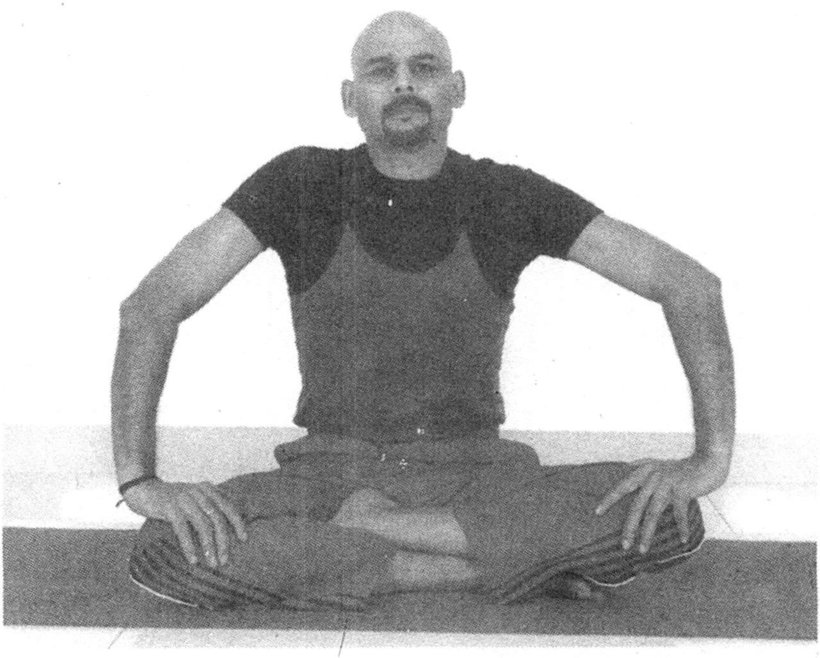

સુખાસન કે પદ્માસનની અવસ્થામાં બેસી જાઓ. બન્ને હાથને ઢીંચણ પર જ્ઞાનમુદ્રાની અવસ્થામાં રાખો અને શ્વાસ છોડીને પેટને અંદર ખેંચો અને તીવ્રતાથી ૮ થી ૧૦ વખત છોડો અને દબાવો અને પછી સીધા થઈને ઊંડો શ્વાસ લો. આ ક્રિયા ઓછામાં ઓછી ૫ વખત કરવી જોઈએ. આ ક્રિયાને હંમેશાં ખાલી પેટે કરવી જોઈએ.

લાભ :

આ ક્રિયા પાચનતંત્રની શક્તિ વધારવામાં લાભદાયક છે. જૂનામાં જૂની કબજિયાત અને ગૅસ સંબંધિત રોગને આ ક્રિયા મૂળથી નષ્ટ કરી દે છે. વધેલું પેટ પણ આનાથી ઓછું થઈ જાય છે.

વિશેષ :

અલ્સર, હર્નિયા, હૃદયરોગ, હાઈબ્લડ પ્રેશર અને ગર્ભવતી સ્ત્રીઓના માટે આ ક્રિયા અને ઉપરોક્ત ભુજંગાસન વર્જિત છે.

કૃપા કરીને આ આસનોનો અભ્યાસ કોઈ યોગ્ય યોગશિક્ષકના આધીન જ કરો.

❑❑❑